Pajam Rais Parsi

Segregation oder Integration bei Demenz?

Über das Erleben von Pflegenden
in der stationären Altenhilfe

disserta
Verlag

Rais Parsi, Pajam: Segregation oder Integration bei Demenz? Über das Erleben von Pflegenden in der stationären Altenhilfe. Hamburg, disserta Verlag, 2015

Buch-ISBN: 978-3-95935-014-3
PDF-eBook-ISBN: 978-3-95935-015-0
Druck/Herstellung: disserta Verlag, Hamburg, 2015
Covermotiv: pixabay.com
Covergestaltung: © Rieke Heinze

Bibliografische Information der Deutschen Nationalbibliothek:
Die Deutsche Nationalbibliothek verzeichnet diese Publikation in der Deutschen
Nationalbibliografie; detaillierte bibliografische Daten sind im Internet über
http://dnb.d-nb.de abrufbar.

© disserta Verlag, Imprint der Diplomica Verlag GmbH
Hermannstal 119k, 22119 Hamburg
http://www.disserta-verlag.de, Hamburg 2015
Printed in Germany

Inhaltsverzeichnis

Abkürzungsverzeichnis

ADLs	Aktivitäten des täglichen Lebens
BPSD	behavioral and psychological symptoms of dementia
SCUs	Special Care Units
SGB XI	Sozialgesetzbuch (SGB) – Elftes Buch (XI) – Soziale Pflegeversicherung (Artikel 1 des Gesetzes vom 26. Mai 1994, BGBl. I S. 1014)

Abbildungsverzeichnis

Tabellenverzeichnis

1 Einleitung

Pflegende in der stationären Altenhilfe sind mit einer Vielzahl von Herausforderungen konfrontiert, welche häufig auch physisch und psychisch belastend wirken. Dies spiegelt sich unter anderen in einem überdurchschnittlich hohen Krankenstand sowie einer stark verkürzten Verweildauer im Pflegeberuf wieder. Bedingt durch den demografischen Wandel ist in Zukunft nicht mit einer Verbesserung dieser Situation zu rechnen. Aufgrund der fortschreitenden Überalterung der Gesellschaft ist zudem von einer Veränderung des Krankheitspanoramas auszugehen. Die Zunahme von demenziellen Erkrankungen stellt hierbei eine der zentralen Herausforderungen dar (Brüggemann et al. 2009: 148; Bartholomeyczik/Holle 2012: 945), insbesondere wenn diese mit herausfordernden Verhaltensweisen einhergehen. Bei der Konzeption von Altenhilfeeinrichtungen wurde dieser Umstand in den vergangenen Jahren bereits berücksichtigt. Dies zeigt sich unter anderem in der Implementierung verschiedener, insbesondere segregativer und integrativer, Versorgungskonzepte für demenziell erkrankte Menschen. Die Wirkung dieser Versorgungskonzepte auf die Verhaltensauffälligkeiten der BewohnerInnen bleibt jedoch umstritten (Lai et al. 2012: 11-13).

Da die Arbeitszufriedenheit der Pflegenden die Versorgungsqualität der BewohnerInnen maßgeblich beeinflussen kann (Zimmermann et al. 2005: 96; Oppikofer et al. 2009: 3; Kreutzner 2011: 38), soll im Rahmen dieser Ausarbeitung die Situation der Pflegenden in den Vordergrund gestellt werden. Das Ziel ist es, die Herausforderungen der Pflegenden in Abhängigkeit vom jeweiligen Versorgungskonzept zu untersuchen und darüber hinaus die positiven Aspekte, die die Pflegenden im Rahmen ihrer Arbeit erfahren, zu erheben. Hierfür wurden jeweils fünf Experteninterviews mit Pflegenden aus dem segregativen bzw. integrativen Setting durchgeführt (siehe hierzu auch Kapitel 5). Die hierdurch gewonnenen Erkenntnisse werden in Kapitel 6 vorgestellt und interpretiert und in Kapitel 7 vor dem Hintergrund bereits bestehender Forschungsergebnisse diskutiert. Letztlich finden sich in Kapitel 8 unter anderem Implikationen für einen weiteren wissenschaftlichen Untersuchungsbedarf sowie Handlungsempfehlungen für die Praxis.

2 Demenzielle Erkrankungen in der stationären Altenhilfe

Pflegende in der stationären Altenhilfe zählen bereits heute zu den Berufsgruppen, die einer überdurchschnittlich hohen physischen und psychischen Belastung ausgesetzt sind (Simon et al. 2005: 15-20; Kleina et al. 2012: 13; Lohmann-Haislah 2012: 90-91). Die Ursachen hierfür sind vielfältig (siehe Kapitel 3) und können unter anderem in dem Aufgabenfeld gesehen werden, welches sich in den letzten Jahren stark verändert hat. Frühe Entlassungen aus dem Krankenhaus, vermehrtes Auftreten von Multimorbidität und chronischen Erkrankungen führen zu gestiegenen Qualifikationsanforderungen (BGW 2007: 10). Darüber hinaus entstehen Herausforderungen in Zusammenhang mit der Arbeitsumgebung sowie der zeitlichen Gestaltung und der Arbeitsorganisation. Auch im Umgang mit den Bewohnerinnen und Bewohnern können Herausforderungen entstehen, insbesondere bei Vorliegen einer demenziellen Erkrankung (Zimber 1999: 171-172; Zimber et al. 2000: 65-70; Jennings 2008: 2-3). Fehlen die entsprechenden Bewältigungsressourcen, können diese Herausforderungen die physische und psychische Gesundheit der Pflegenden belasten (siehe hierzu auch Kapitel 4)

Bei den Pflegenden ist seit Längerem eine besorgniserregende Entwicklung des *Krankenstandes* zu verzeichnen. Beispielsweise meldeten sich mit knapp 60 % aller in der Altenpflege tätigen AOK-Versicherten überdurchschnittlich viele Personen mindestens ein Mal im Jahr krank. Auch die durchschnittlichen Ausfallzeiten lagen mit 21,3 Tagen deutlich über dem Durchschnitt von 17,7 Tagen (Küsgens 2005: 207). Bei den Versicherten der DAK, die im Gesundheitswesen tätig sind, ist ebenfalls eine überdurchschnittliche Erkrankungshäufigkeit sowie ein erhöhter Krankenstand festzustellen (DAK-Gesundheit 2012: 131). Allgemein kann ein schlechter psychischer Gesundheitszustand, das vermehrte Auftreten psychosomatischer Erkrankungen (BMFSFJ 2006: 86) sowie ein hoher Krankenstand, bedingt durch häufige und lange Krankschreibungen (Westermayer/Brand 2012: 73), konstatiert werden. Infolgedessen besteht häufig auch der Wunsch den Beruf frühzeitig zu verlassen, wodurch die durchschnittliche Verweildauer im Pflegeberuf stark verkürzt ist. So scheidet die Hälfte der AltenpflegerInnen, die im Alter von 20 bis 24 Jahren in den Beruf eintreten, bereits 3,5 Jahre nach Beginn ihrer Erstbeschäftigung wieder aus dem erlernten Beruf aus. Die Wahrscheinlichkeit den Beruf zu verlassen ist in dieser Gruppe dabei fast drei Mal so hoch wie bei Beschäftigten in der Krankenpflege (Behrens et al. 2008: 29-31).

Hieraus wird deutlich, dass die aktuellen Gegebenheiten dazu beitragen, den bestehenden *Fachkräftemangel* in der Pflege weiter zu verstärken. Aktuell sind über 14.000 Stellen unbesetzt. Dabei kommen in den Jobcentern auf 100 offene Stellen lediglich 37 BewerberInnen (BMG 2013: 1). Die zukünftige Entwicklung kann ebenfalls als bedenklich angesehen werden. Die größten personellen Engpässe sind in den stationären Einrichtungen beim nicht-ärztlichen Personal, das heißt, unter anderem bei Gesundheits- und Krankenpflegerinnen und -pflegern sowie Altenpflegerinnen und -pflegern zu erwarten. Es ist davon auszugehen, dass im Jahr 2030 bereits über 350.000 Vollzeitkräfte fehlen werden (Ostwald et al. 2010: 50-51). Durch den Anstieg der Zahl der Pflegebedürftigen, in Kombination mit einem Rückgang des Erwerbspersonenpotenzials[1] ist sogar von einem Mangel an Fachkräften im Umfang von bis zu 492.000 Vollzeitäquivalenten auszugehen (Rothgang et al. 2012: 54). Vor diesem Hintergrund ist anzunehmen, dass sich diese Situation in Zukunft weiter verschärfen wird und die Herausforderungen für die Pflegenden zunehmen werden. Demgegenüber ist zu befürchten, dass sich die Ressourcen, wie beispielsweise die soziale Unterstützung aus dem Arbeitsumfeld, rückläufig entwickeln. Neben dem quantitativen Arbeitsanstieg ist besonders der demografische Wandel von Bedeutung, der als einer der zentralen Einflussfaktoren auf den Fachkräftemangel sowie auf die künftigen Herausforderungen für die Pflegenden betrachtet werden kann.

Demografisch betrachtet ist die Bevölkerung in Deutschland eine der ältesten weltweit. Seit der *demografischen Wende* zu Beginn des 21. Jahrhunderts leben in Deutschland mehr Menschen über 60 Jahre als unter 20 Jahre. Insgesamt ist die Bevölkerungsstruktur von einer dreifachen Alterung geprägt: Durch die steigende Lebenserwartung nimmt die absolute Zahl der über 60-Jährigen zu. Zudem führt der anhaltende Geburtenrückgang dazu, dass der Bevölkerungsanteil der über 60-Jährigen den der unter 20-Jährigen im Laufe der demografischen Wende übersteigt. Außerdem nimmt der Anteil der Hochaltrigen (80 Jahre und älter) in der Gruppe der über 60-Jährigen stark zu (Hoffmann et al. 2009: 21-27; Kuhlmey/Blüher 2011: 185-186; Sütterlin et al. 2011: 14-15).

Das Altern bzw. das Alter muss zwar nicht zwingend mit Krankheit einhergehen, dennoch ist festzustellen, dass mit steigendem Lebensalter die *Krankheitsprävalenz* ansteigt (Saß et al. 2009: 32; Kuhlmey/Blüher 2011: 189). Dieser Umstand sowie das

---

[1] Hierunter ist der Anteil der erwerbsfähigen Bevölkerung, im Alter von 19 bis 64 Jahren, zu verstehen (Rothgang et al. 2012: 51).

vermehrte Auftreten von *Multimorbidität* (Saß et al. 2009: 55-56; Kuhlmey/Blüher 2011: 189-190), worunter das zeitgleiche Bestehen von mehreren Krankheiten zu verstehen ist, führen mit steigendem Lebensalter zu einem Anstieg des *Pflegerisikos* (Kuhlmey/Blüher 2011: 190). In Deutschland sind insgesamt etwa 2,5 Millionen Menschen pflegebedürftig. 83 % dieser Personen sind 65 Jahre oder älter und 36 % sind mindestens 85 Jahre. Der Großteil hiervon wird in der häuslichen Umgebung versorgt, dennoch steigt die Zahl der Pflegebedürftigen, die auf eine vollstationäre Pflege im Heim angewiesen sind, kontinuierlich an. Dies trifft insbesondere auf die wachsende Gruppe der über 85-Jährigen zu, die aktuell über 50 % der HeimbewohnerInnen bilden (Pfaff 2013: 5-8). Dementsprechend ist davon auszugehen, dass die Pflegenden, deren Situation ohnehin schon durch hohe Belastungen und einen Mangel an Fachkräften gekennzeichnet ist, hierdurch vor weitere Herausforderungen gestellt werden.

Eine der zentralen Herausforderungen stellt in diesem Zusammenhang die *Zunahme von demenziellen Erkrankungen* dar (Brüggemann et al. 2009: 148; Bartholomeyczik/Holle 2012: 945). Im höheren Lebensalter gehören Erkrankungen aus dem Formenkreis der Demenz zu den häufigsten psychiatrischen Erkrankungen, deren Prävalenz mit zunehmendem Lebensalter deutlich steigt. Liegt diese bei den 65 bis 69-Jährigen noch bei etwa 1,5 %, steigt sie bei den über 90-Jährigen auf über 30 % an. Ausgehend von einer Gesamtprävalenz von ungefähr 7 % (Weyerer 2005: 11) ist zu erwarten, dass aktuell etwa 1,3 Millionen Menschen in Deutschland an einer Demenz erkrankt sind (Weyerer et al. 2001: 9; Weyerer 2005: 11; Sütterlin et al. 2011: 14). Auf Grundlage von Meta-Analysen konnte eine jährliche Inzidenzrate zwischen 1,4 % und 3,2 % ermittelt werden, wodurch zu vermuten ist, dass jährlich über 200.000 Neuerkrankungen auftreten (Weyerer 2005: 14-15). Unter Beachtung der Sterberate ist eine jährliche Steigerung von etwa 20.000 Neuerkrankungen zu erwarten (Brüggemann et al. 2009: 28). In Verbindung mit der gestiegenen Lebenserwartung lassen diese Daten den Schluss zu, dass sich diese Situation in Zukunft zunehmend verschärfen wird. Gleichzeitig nimmt das familiäre Pflegepotenzial, gleichfalls bedingt durch den demografischen Wandel, weiter ab. In der Folge kann der institutionalisierten Versorgung von Menschen mit Demenz eine steigende Bedeutung beigemessen werden (Weyerer et al. 2001: 9; Sütterlin et al. 2011: 32), wodurch Pflegende häufiger mit der Versorgung dieser Personengruppe konfrontiert werden.

Demenzielle Erkrankungen gelten jedoch auch heute schon als *wichtigster Grund für einen Heimeinzug.* Etwa zwei Drittel aller HeimbewohnerInnen sind an einer Demenz erkrankt (Weyerer 2005: 21; Schäufele et al. 2007: 169; Kuhlmey 2011a: 47) und viele von ihnen weisen neuropsychiatrische Symptome auf (Kuhlmey 2011a: 47). Ein wesentliches Merkmal dieser Erkrankung besteht in dem sogenannten dissoziativen Zustand, das heißt der fehlenden Kontrolle über die eigenen Handlungen. Dieser Zustand führt zu völlig anderen Pflegesituationen als bei Krankheiten geistig rüstiger BewohnerInnen, da diese ihre Symptome und Bedürfnisse noch adäquat äußern und reflektieren können (Lima et al. 2013: 16-17). Demnach stellen demenzielle Erkrankungen im Allgemeinen und die mit den neuropsychiatrischen Symptomen einhergehenden Verhaltensauffälligkeiten im Besonderen, welche unter dem Begriff der „herausfordernden Verhaltensweisen" bzw. im englischsprachigen Raum als „behavioral and psychological symptoms of dementia" (BPSD) diskutiert werden, eine große Herausforderung für Pflegende dar (Bartholomeyczik et al. 2006: 8; Weyerer et al. 2006: 14; Garms-Homolová 2011: 408-409; Buchmann/Held 2013: 81-82). Zu diesen Verhaltensweisen zählen sowohl aktive Handlungen, wie beispielsweise Agitation, vokale Störungen oder Umherwandern, als auch passives Verhalten wie Apathie oder Rückzug[2] (Bartholomeyczik et al. 2006: 13-17; Brüggemann et al. 2009: 79-80).

Unter *Agitation* sind laut Halek und Bartholomeyczik (2006: 31-33) unangemessene Aktivitäten zu verstehen, die sowohl motorisch als auch verbal oder vokal auftreten können. Dieses Verhalten wird dann als Agitation gewertet, wenn die Ursache hierfür für Außenstehende nicht sofort ersichtlich ist. *Vokale Störungen* gehören bei demenziell erkrankten Bewohnerinnen und Bewohnern von Pflegeheimen zu den am häufigsten auftretenden herausfordernden Verhaltensweisen. Neben der körperlichen Aggressivität wird diese Verhaltensform zu den größten Herausforderungen für Pflegende gezählt. Sie umfassen sehr laute und/oder sehr häufige verbale Äußerungen wie Schreien oder lautes Rufen (Halek/Bartholomeyczik 2006: 39-40). *Umherwandern* oder Herumgehen stellen ebenfalls eine große Herausforderung dar, die bei Vorliegen einer Hinlauftendenz nochmals verstärkt wird. Eine eindeutige Definition dieses Verhaltens liegt nicht vor, es kann jedoch als scheinbar ziellose Bewegung definiert werden, die bei demenziell erkrankten Menschen ohne Bewegungseinschränkungen auftritt (Ha-

---

[2] Zusammenfassende Informationen zur Prävalenz und Inzidenz dieser Symptome sowie zu weiteren herausfordernden Verhaltensweisen finden sich unter anderem bei: Halek/Bartholomeyczik 2006: 31-44 sowie Buchmann/Held 2013: 82-84.

lek/Bartholomeyczik 2006: 33-34). *Passivität* in Form von Apathie oder Rückzugsverhalten ist ebenfalls nicht ein-heitlich definiert. Sie ist jedoch unter anderem verbunden mit einer Abnahme der kognitiven Fähigkeiten, der psychomotorischen Aktivität sowie der Interaktion mit Menschen, dem Umfeld oder der Umgebung (Halek/Bartholomeyczik 2006: 42-43). Diese Verhaltensweisen stellen eine Herausforderung für die Pflegenden dar, da sie sich hierdurch einerseits angegriffen fühlen und das Verhalten nicht verstehen können. Andererseits sind hohe fachliche und kommunikative Kompetenzen erforderlich, um einen menschengerechten Umgang mit diesen Bewohnerinnen und Bewohnern zu gewährleisten. Die Tatsache, dass diese Verhaltensweisen häufig unvorhergesehen auftreten und dass sie in Intensität, Dauer und Häufigkeit stark wechseln, belastet die Situation zusätzlich und macht einen flexiblen und kreativen Umgang mit den Betroffenen erforderlich (Bartholomeyczik et al. 2006: 5-8). Für die Umgebung können diese Verhaltensweisen jedoch auch „so zerstörerisch sein, dass die körperliche und seelische Integrität der Angehörigen oder des Personals gefährdet sein kann" (Buchmann/Held 2013: 82). Aus diesem Grund stellt sich die Frage wie ein professioneller und bedarfsgerechter Umgang mit diesen Personen gewährleistet werden kann, ohne hierbei die Situation der Pflegenden aus dem Blick zu verlieren.

Einen *Einflussfaktor* auf das herausfordernde Verhalten demenziell erkrankter Personen stellt in stationären Altenhilfeeinrichtungen das gewählte Versorgungskonzept dar. Dieses kann den Krankheitsverlauf der erkrankten Personen maßgeblich beeinflussen und soll zusätzlich auf kognitive sowie nicht-kognitive Störungen wirken (Reggetin/Dettbarn-Reggetin 2006: 31; Lai et al. 2012: 2). Hierauf aufbauend könnten letztlich durch eine Anpassung der Versorgungskonzepte der stationären Einrichtungen auch die Herausforderungen für die Pflegenden reduziert werden.

Die *Konzeption der stationären Altenhilfeeinrichtungen* hat sich in den vergangenen Jahren bereits stark verändert. Früher spielten Altenheime, in denen die Menschen relativ selbstständig ihren Lebensabend organisieren können und keine Leistungen aus der Pflegeversicherung erhalten, quantitativ die größte Rolle. Demgegenüber stehen heute Pflegeheime, die durch die Notwendigkeit einer andauernden pflegerischen Versorgung der BewohnerInnen gekennzeichnet sind, im Vordergrund (Weyerer et al. 2006: 19; Pfaff 2013: 16). So standen am Ende des Jahres 2011 etwa 95 % der 876.000 Plätze in den rund 12.400 deutschen Pflegeheimen für die vollstationäre Dauerversorgung zur Verfügung. Nur etwa ein Fünftel (19 %) dieser Einrichtungen bietet neben der vollstationären Pflege auch ein Altenheim oder einen betreutes Wohnen an (Pfaff 2013: 16-19). Die wachsende Anzahl der BewohnerInnen mit demenziellen Erkrankungen traf diese Einrichtungen zwar nicht überraschend, dennoch sehen sie sich mit der Herausforderung konfrontiert, ihre Konzepte und Angebote an die Bedürfnisse der BewohnerInnen anzupassen und ein geeignetes Wohn- und Lebensumfeld zu schaffen (BMFSFJ 2006: 146; Reggetin/Dettbarn-Reggetin 2006: 11-12; Brüggemann et al. 2009: 148). Vor diesem Hintergrund wurden in den letzten Jahren vermehrt neue Versorgungskonzepte entwickelt und erprobt, um eine bedarfsgerechte Versorgung der demenziell erkrankten BewohnerInnen zu gewährleisten. Die in diesem Kontext häufig diskutierte Frage ist, ob die stationäre Versorgung der Menschen mit Demenz gemeinsam mit oder getrennt von den anderen Bewohnerinnen und Bewohnern erfolgen soll (BMFSFJ 2006: 146). Allgemein lassen sich in der Versorgungslandschaft drei wesentliche Basiskonzepte für die Versorgung von Menschen mit Demenz unterscheiden: das integrative Versorgungskonzept, das teilintegrative Konzept und das segregative Versorgungskonzept (Weyerer et al. 2004: 5; Brüggemann et al. 2006: 151; Reggetin/Dettbarn-Reggetin 2006: 35; Wahl/Schneekloth 2007: 45).

Die *integrativen Konzepte* überwiegen bislang noch in den stationären Altenhilfeeinrichtungen. Hierbei werden BewohnerInnen mit Demenz und geistig rüstige BewohnerInnen gemeinsam betreut und gepflegt (Radzey/Heeg 2001: 19; BMFSFJ 2006: 147; Reggetin/Dettbarn-Reggetin 2006: 34; Brüggemann et al. 2009: 151). Da der Anteil der Menschen mit Demenz in den Einrichtungen der stationären Altenhilfe immer weiter ansteigt, ist jedoch zu hinterfragen wer überhaupt integriert werden soll (Brüggemann et al. 2009: 151). Diese Entwicklung führt auch dazu, dass die Einrichtungen und die Pflegenden häufig mit den Grenzen der integrativen Versorgungskonzepte konfrontiert werden. Durch die Umkehr der Bewohnerstruktur fühlen sich rüstige BewohnerInnen teilweise durch BewohnerInnen mit herausfordernden Verhaltensweisen, insbesondere Schreien oder Aggressivität, gestört und werden in ihrer Lebensqualität beeinträchtigt (Radzey/Heeg 2001: 19-20; Brüggemann et al. 2009: 151). Dennoch sei in diesem Zusammenhang darauf verwiesen, dass integrative Versorgungskonzepte im Kern nicht als „das üblich gemischte Heimwohnen von demenziell Erkrankten und nicht demenziell Erkrankten" (Reggetin/Dettbarn-Reggetin 2006: 35) zu verstehen sind. Vielmehr soll in diesem Rahmen ein Konzept umgesetzt werden, welches das gemeinschaftliche Zusammenleben aller BewohnerInnen fördert. Die geistig rüstigen BewohnerInnen spielen demnach eine ebenso bedeutende Rolle wie die demenziell erkrankten und sollten in gleichem Maße Angebote erhalten, die auf ihre Ressourcen und Bedürfnisse zugeschnitten sind. In der Folge steigen hierdurch die Anforderungen, die an die Pflegenden gestellt werden (Reggetin/Dettbarn-Reggetin 2006: 34-35). Insgesamt betrachtet besteht bei integrativen Versorgungskonzepten die Herausforderung für die Pflegenden im Management der kumulierten Problemlagen. Die Bewohnerstruktur ist gekennzeichnet durch schwerwiegende körperliche Defizite (unter anderem bedingt durch Multimorbidität und chronische Erkrankungen) sowie psychische und psychiatrische Problemlagen sowie Verhaltensauffälligkeiten. In diesem Spannungsfeld müssen Pflegende, unter Berücksichtigung der schlechten Ausgangssituation (beispielsweise der bestehende Fachkräftemangel sowie die zu erwartenden Folgen des demografischen Wandels), eine fachgerechte Unterstützung der BewohnerInnen gewährleisten (Schaeffer/Wingenfeld 2008: 298-299) und darüber hinaus zwischen den demenziell erkrankten und den geistig rüstigen Bewohnerinnen und Bewohnern vermitteln, um Verständnis werben und Konflikte schlichten (Blass et al. 2008: 48).

Teilintegrative Konzepte (die auch als teilsegregative Konzepte bezeichnet werden) stellen eine Unterstützung für Einrichtungen mit einem integrativen Versorgungskonzept dar. Die BewohnerInnen mit einer demenziellen Erkrankung leben grundsätzlich in der gleichen Umgebung wie die geistig rüstigen BewohnerInnen, erhalten jedoch tagsüber ein spezielles Betreuungsangebot in einem gesonderten Bereich (Weyerer et al. 2004: 6; Brüggemann et al. 2009: 151; Reggetin/Dettbarn-Reggetin 2006: 36). Der Umfang dieser speziellen Tagesbetreuung ist von den personellen Möglichkeiten abhängig und kann von wenigen Stunden in der Woche bis zu einer ganztägigen Betreuung an sieben Tagen in der Woche reichen. Ziel dieses Versorgungskonzeptes ist es, den Bewohnerinnen und Bewohnern in einer homogenen Gruppe spezielle Beschäftigungs- oder Bewegungsangebote zukommen zu lassen und gezielt individuelle therapeutische Maßnahmen anzuwenden. Für die Pflegenden sehen Reggetin und Dettbarn-Reggetin (2006: 36) einen Vorteil darin, dass sie schrittweise gerontopsychiatrische Pflegekonzepte erlernen und anwenden können. Auch wenn diese schrittweise Weiterqualifikation der Pflegenden als deutlicher Nutzen zu werten ist, bleiben die zentralen Herausforderungen der integrativen Versorgungskonzepte auch bei den teilintegrativen Konzepten bestehen.

Bei *segregativen Versorgungskonzepten* werden BewohnerInnen mit demenziellen Erkrankungen dauerhaft räumlich getrennt von anderen Pflegebedürftigen versorgt. Auf diese Weise sollen störende Reizeinflüsse vermieden, herausfordernde Verhaltensauffälligkeiten reduziert und die Ressourcen der BewohnerInnen gefördert werden. Diese Konzepte orientieren sich somit an den besonderen Bedürfnissen der demenziell erkrankten BewohnerInnen und versuchen einen „normalen" Alltag zu ermöglichen sowie durch Spezialisierung und Individualisierung ein differenziertes Leistungsangebot zu ermöglichen. Erreicht werden soll dies unter anderem durch eine häusliche Einrichtung, private Rückzugsmöglichkeiten sowie Gemeinschaftsräume mit Küche und Wohnzimmer (Reggetin/Dettbarn-Reggetin 2006: 37; Brüggemann et al. 2009: 151; Oppikofer et al. 2009: 4).

In den USA standen die Möglichkeiten zur *bedarfsgerechten, stationären Dauerversorgung* von Menschen mit Demenz bereits in den 1960er Jahren im Zentrum des öffentlichen Interesses. In der Folge wurden deshalb bis zur Mitte der 1980er Jahre zahlreiche segregative Konzepte zur Versorgung von Menschen mit Demenz erprobt und umgesetzt, um hierdurch auf die herausfordernden Verhaltensweisen einzuwirken und die Versorgung für die Pflegenden zu erleichtern. Hierzu zählten unter anderem besondere Wohnbereiche in Pflegeheimen, die sogenannten „Special Care Units" (SCUs), sowie spezielle Einrichtungen für demenziell erkrankte BewohnerInnen (U.S. Congress 1992: 15-16; Lai et al. 2012: 2-3). Auch wenn in zahlreichen europäischen Ländern zunächst nur vereinzelte Einrichtungen innovative, segregative Versorgungskonzepte realisiert haben (Weyerer et al. 2004: 5; Oppikofer et al. 2009: 4), lassen sich in Deutschland zwischenzeitlich zwei wesentliche Trends für die segregative Versorgung von Menschen mit Demenz identifizieren. Einerseits werden Wohngruppen oder Hausgemeinschaften[3] realisiert, andererseits werden in Pflegeheimen spezialisierte Wohnbereiche nach dem Vorbild der SCUs eingerichtet (Radzey/Heeg 2001: 20).

Hausgemeinschaften verfolgen ein Normalitätsprinzip, das heißt, sie orientieren sich an einer alltagsnahen und vertrauten Versorgung sowie dem Prinzip einer nicht-institutionalisierten alltagsbezogenen Betreuung (Radzey/Heeg 2001: 20; Reggentin/Dettbarn-Reggentin 2006: 37; Weyerer et al. 2006: 23; Brüggemann et al. 2009: 153-154). Darüber hinaus sind Hausgemeinschaften dadurch gekennzeichnet, dass sie in „Größe, Struktur und Kultur an einer häuslichen Versorgungsform orientiert" sind (Reggentin/Dettbarn-Reggentin 2006: 37). Sechs bis acht Personen mit Pflegebedarf

---

[3] Die Begriffe „Wohngruppe" und „Hausgemeinschaft" sind als Synonyme zu verstehen. Aus Gründen der besseren Lesbarkeit wird im Folgenden ausschließlich die Bezeichnung „Hausgemeinschaft" verwendet.

leben in familienähnlichen Strukturen zusammen. Die Menschen mit Demenz werden an hauswirtschaftlichen Verrichtungen beteiligt und werden dabei durch fachlich qualifizierte Bezugspersonen unterstützt (Reggentin/Dettbarn-Reggentin 2006: 37; Brüggemann et al. 2009: 154). Stationäre Altenhilfeeinrichtungen können vollständig als Hausgemeinschaft organisiert sein, ebenso ist die Umsetzung einzelner Bereiche als Hausgemeinschaft möglich (Brüggemann et al. 2009: 154). Inzwischen liegen zahlreiche Modelle zur spezifischen Ausgestaltung von Hausgemeinschaften vor, beispielsweise die Domus Units in Großbritannien, das Cantou-Modell aus Frankreich, der Anton Piek-Hofje in den Niederlanden oder die gruppboende in Schweden[4] (Radzey/Heeg 2001: 24-25).

Im Vergleich zu den Hausgemeinschaften liegt der Schwerpunkt der *speziellen Pflegebereiche (SCUs)* nicht auf den häuslichen, familienähnlichen Strukturen, sondern auf einem qualifizierten Umgang mit den demenziell erkrankten Bewohnerinnen und Bewohnern. Den individuellen Bedürfnissen von Menschen mit Demenz wird hierbei eine höhere Priorität eingeräumt als der Normalität und Alltagsnähe (Radzey/Heeg 2001: 20; Weyerer et al. 2004: 6; BMFSFJ 2006: 147). Der Ursprung dieser Ausrichtung ist durch den milieutherapeutischen Ansatz begründet, der davon ausgeht, dass „Demenzkranke besonders auf eine beschützende materielle Umwelt angewiesen sind" (Weyerer et al. 2006: 24). Hierfür wird idealerweise speziell geschultes Personal in einem multi-professionellen Team eingesetzt und die pflegerischen und therapeutischen Aktivitäten werden auf die demenziell erkrankten BewohnerInnen ausgerichtet, unter anderem, um eine Strukturierung des Tages zu ermöglichen. Zudem sollte ein günstigerer Personalschlüssel Berücksichtigung finden. Baulich sind die SCUs klar von anderen Pflegebereichen abgegrenzt, wodurch auch architektonisch eine Anpassung an die spezifischen Bedürfnisse der BewohnerInnen erfolgen kann. Dies umfasst beispielsweise die Gestaltung von Licht, Farben und Bewegungsmöglichkeiten (U.S. Congress 1992: 91-96; Radzey/Heeg 2001: 20; Grande 2003: 42-43; Weyerer et al. 2004: 6; BMFSFJ 2006: 147). Ungeachtet der konkreten Ausgestaltung des segregativen Versorgungskonzeptes besteht die *zentrale Herausforderung* für die Pflegenden hierbei im ständigen Umgang mit den herausfordernden Verhaltensweisen der BewohnerInnen.

---

[4] Für weiterführende Informationen zu diesen Modellen siehe auch: Reggentin/Dettbarn-Reggentin 2006: 39-43 und Brüggemann et al. 2009: 152-154.

Wie bereits beschrieben, sollen die Versorgungskonzepte die herausfordernden Verhaltensweisen der BewohnerInnen reduzieren. In diesem Zusammenhang lässt sich zwar feststellen, dass jedes Versorgungskonzept mit Vorteilen verbunden sein kann, diesen stehen jedoch auch gewichtige Nachtteile gegenüber (die Effekte der Versorgungskonzepte auf die BewohnerInnen werden ausführlich in Kapitel 3.1 thematisiert). Ein eindeutiger Nachweis, dass das Versorgungskonzept die herausfordernden Verhaltensweisen von demenziell erkrankten Bewohnern beeinflussen kann, liegt somit nicht vor (Lai et al. 2012: 11-13). Es wird jedoch auch deutlich, dass jedes Versorgungskonzept mit spezifischen Herausforderungen für die Pflegenden verbunden ist. Während die Effekte auf die BewohnerInnen aber lange Zeit eingehend untersucht wurden, ist die Studienlage zu den Zusammenhängen zwischen dem Versorgungskonzept und den erlebten Herausforderungen der Pflegenden hingegen sehr gering (siehe hierzu Kapitel 3.2.7). Dies ist jedoch umso bedenklicher, wenn berücksichtigt wird, dass der Kontext in dem die Pflege durchgeführt wird, die Arbeitsbelastung sowie die psychischen Belastungsfaktoren der Pflegenden beeinflussen kann (Weyerer et al. 2006: 126). Aus diesem Grund und unter Berücksichtigung des bereits erläuterten Fachkräftemangels sowie der zu erwartenden Folgen des demografischen Wandels erscheint es unbedingt erforderlich, die Situation der Pflegenden stärker in den Fokus der wissenschaftlichen Betrachtung zu rücken und die Herausforderungen im Zusammenhang mit dem jeweiligen Versorgungskonzept zu untersuchen. Einerseits kann die Arbeitszufriedenheit der Pflegenden die Qualität der Versorgung maßgeblich beeinflussen (Zimmermann et al. 2005: 96; Oppikofer et al. 2009: 3; Kreutzner 2011: 38), andererseits kann mit einer Reduktion der herausfordernden Faktoren der Krankenstand reduziert, die Verweildauer im Beruf ggf. erhöht und der Fachkräftemangel reduziert werden. Letztlich können alle Faktoren auch zu einer Verbesserung der Pflegequalität beitragen und mit einer bedarfsgerechten Versorgung der BewohnerInnen verbunden sein.

3 Forschungsbefunde zu den Herausforderungen und Ressourcen von Pflegenden in der stationären Altenhilfe

Pflegende werden im Rahmen ihrer täglichen Arbeit mit zahlreichen Herausforderungen konfrontiert, welche belastend wirken und die Gesundheit negativ beeinflussen können. Die Bandbreite der möglichen Herausforderungen wird im folgenden Kapitel ausführlich betrachtet. Wie bereits in Kapitel 2 beschrieben, sollen die herausfordernden Verhaltensweisen der BewohnerInnen durch das angewendete Versorgungskonzept reduziert werden. Aus diesem Grund erfolgt zunächst eine Darstellung der bei den Bewohnerinnen und Bewohnern nachgewiesenen Effekte. Daraufhin werden die Herausforderungen für die Pflegenden in Zusammenhang mit der Pflege von Menschen mit Demenz sowie weitere Herausforderungen vorgestellt, die aus der Tätigkeit in der stationären Altenhilfe resultieren können. Abschließend erfolgt dann eine Darstellung der Befunde zu den Bewältigungsressourcen sowie eine Betrachtung der theoretischen Zusammenhänge.

Die Grundlage hierfür bildete eine umfangreiche Literaturrecherche im *Bibliothekskatalog* der Universität Bielefeld sowie über die Suchmaschine *BASE* der Universitätsbibliothek Bielefeld und in der Aufsatzdatenbank *JADE*. Des Weiteren wurden die Meta-Datenbank *PubMed* sowie die folgenden *Fachportale* einbezogen:

- Carelit
- Cochrane Library
- GeroLit
- Social Sciences Citation Index und
- SSOAR (Social Science Open Access Repository).

Zudem wurde über die Internetsuchmaschine *Google* eine allgemeine Literaturrecherche im Internet bzw. über die Suchmaschine *Google Scholar* eine spezielle Suche nach wissenschaftlicher Literatur durchgeführt. Die Basis hierfür stellten die in den Tabelle 1 und 2 dargestellten Suchbegriffe dar, die in verschiedenen Kombinationen angewendet wurden. Die Trunkierungen (mit einem „*" gekennzeichnet) und Verknüpfungen (AND/OR) wurden entsprechend der Funktionalität der jeweiligen Datenbanken berücksichtigt und angepasst.

Personengruppe: Pflegende	Personengruppe: Pflegende
Pflegende	nursing
Pflegekraft	nurse
Pflegekräfte	orderly
Altenpflege*	Orderlies
Pflegeperson*	caregiver
Pflegefachperson*	
Setting: Stationäre Altenhilfe	Setting: Stationäre Altenhilfe
Pflegeheim	long term care
Altenheim	long-term care
Heim	residential care
stationär	old aged home
Altenhilfe	nursing home
Langzeitpflege	traditional care
Wohngemeinschaft	special care unit*
Hausgemeinschaft	group homes
SCU*	SCU*
gerontopsychiatri*	
Problem: Demenz und herausforderndes Verhalten	Problem: Demenz und herausforderndes Verhalten
Demenz	dementia
Alzheimer*	Alzheimer* disease
herausfordernd*	behavioral psychological symptoms
Verhaltensauffälligkeit*	
Outcome: Herausforderungen	Outcome: Herausforderungen
Herausforderung*	challenge*
Belastung*	difficult*
Beanspruchung	stress
Anforderung	burden
	strain

Tabelle 1: Deutschsprachige Suchbegriffe **Tabelle 2: Englischsprachige Suchbegriffe**

Insgesamt wurde bei der Recherche deutlich, dass die Herausforderungen für Pflegende im englischsprachigen Raum kaum diskutiert werden. Hier konnten vielmehr Suchtreffer aus dem Bereich der Stressforschung verzeichnet werden. Diese Ergebnisse wurden – so weit es thematisch passend erschien – ebenfalls berücksichtigt.

3.1 Effekte des Versorgungskonzeptes auf die BewohnerInnen

Zur Beurteilung der Effekte verschiedener Versorgungskonzepte für Menschen mit Demenz liegen Ergebnisse aus qualitativen sowie aus quantitativen Studien vor. So konnte im Rahmen der Begleitforschung zur Umsetzung von Hausgemeinschaften festgestellt werden, dass sich sowohl das körperliche Befinden als auch die kognitiven Fähigkeiten, die sozialen Beziehungen sowie die Stimmung, das Wohlbefinden und Verhalten bei den Bewohnerinnen und Bewohnern der Hausgemeinschaften positiver darstellte (Reggentin/Dettbarn-Reggentin 2006: 66-76). Auch bei einem Vergleich von Hausgemeinschaften mit traditionellen Versorgungskonzepten in den Niederlanden und Belgien konnten positive Auswirkungen auf die Lebensqualität der BewohnerInnen von Hausgemeinschaften festgestellt werden. Allerdings traten in der herkömmlichen Versorgung seltener Unruhezustände auf und die BewohnerInnen fühlten sich häufiger zuhause als die BewohnerInnen der Hausgemeinschaften (de Rooij et al. 2007: 936-938). Des Weiteren musste erkannt werden, dass die BewohnerInnen von Hausgemeinschaften nicht immer wie geplant in das Tagesgeschehen einbezogen werden und an Aktivitäten teilnehmen konnten. Vielmehr sitzen einige der demenziell erkrankten BewohnerInnen teilnahmslos in den Gemeinschaftsräumen, während die Pflegenden die Mahlzeiten selbst zubereiteten, da eine Beteiligung der BewohnerInnen nicht möglich ist. In diesem Zusammenhang muss berücksichtigt werden, dass die Wohnküche, welche häufig als Mittelpunkt der Hausgemeinschaften betrachtet wird, nicht von allen Bewohnerinnen und Bewohnern eigener Mittelpunkt empfunden wird, da dies beispielsweise auch der Garten oder die Werkstatt sein kann (Brüggemann et al. 2009: 156-157). Bei weiteren Untersuchungen zu Hausgemeinschaften konnte festgestellt werden, dass die BewohnerInnen, im Vergleich zu denen von SCUs, eine höhere Selbstständigkeit und Mobilität sowie eine geringere Aggressivität aufwiesen (Radzey/Heeg 2001: 25).

Hieran anknüpfend ist jedoch festzuhalten, dass auch SCUs positive Effekte bewirken können. Die BewohnerInnen können beispielsweise mobiler bleiben und länger am Gemeinschaftsleben teilnehmen (BMFSFJ 2006: 147). SCUs scheinen im Vergleich zu integrativen Versorgungskonzepten mit einer Verbesserung der Kommunikationsfähigkeit, der positiven Affekte sowie einer höheren sozialen Aktivität und reduzierten negativen Affekten verbunden zu sein (Wahl/Schneekloth 2007: 45-46). Des Weiteren konnte in Studien gezeigt werden, dass der Abbau der Alltagskompetenzen im

Bereich der Aktivitäten des täglichen Lebens (ADLs) bei Bewohnerinnen und Bewohner einer SCU, im Vergleich zu denen eines integrativen Pflegebereiches, insgesamt geringer waren. Auch das Interaktionsniveau zwischen Pflegenden und den Menschen mit Demenz konnte in dieser SCU positiver bewertet werden (U.S. Congress 1992: 117-121). Diese Befunde konnten in einer Langzeitstudie bestätigt werden. Hierbei wurde jedoch auch deutlich, dass die Lebensqualität der BewohnerInnen bei einer segregativen bzw. integrativen Versorgung insgesamt gleich zu bewerten ist (Reimer et al. 2004: 1088). In einer Studie aus der Schweiz, in der drei segregative Konzepte und ein integratives Konzept miteinander verglichen wurden, konnte in den Bereichen Ruhe/Unruhe, gute/schlechte Stimmung, Wachheit/Müdigkeit ebenfalls keine relevanten Unterschiede festgestellt werden. Die BewohnerInnen der Einrichtungen mit segregativen Versorgungskonzepten wiesen jedoch eine höhere Selbstständigkeit im Bereich der ADL auf als die BewohnerInnen der integrativen Einrichtung (Oppikofer et al. 2009: 25-27). Auch in einer deutschen Untersuchung konnten keine eindeutigen Ergebnisse ermittelt werden. Während beim integrativen Versorgungskonzept die Aktivitätenrate sowie die Besuchshäufigkeit von Angehörigen höher war, zeigten die demenziell erkrankten BewohnerInnen in der segregativen Betreuung mehr positive Gefühle und waren häufiger in Kompetenz fördernde Aktivitäten eingebunden. Dennoch konnte bei den Bewohnerinnen und Bewohnern in der integrativen Versorgung die bedeutsamere Verbesserung der Verhaltensauffälligkeiten nachweisen (Weyerer et al. 2004: 32-33/92). In Bezug auf die geistige Gesundheit und das Verhalten konnten auch negative Effekte festgestellt werden. So zeigten die BewohnerInnen einer SCU beispielsweise deutlich häufiger Depressionen und Anzeichen schlechter Stimmung sowie herausfordernde Verhaltensweisen als demenziell erkrankte BewohnerInnen in integrativen Versorgungskonzepten (Buchanan et al. 2005: 257-258).

Insgesamt ist somit festzuhalten, dass anhand der aktuellen Datenlage zu den bewohnerbezogenen Effekten eine eindeutige Empfehlung eines dieser Versorgungskonzepte nicht möglich erscheint. Demzufolge kann eine bedarfsgerechte Pflege der demenziell erkrankten BewohnerInnen nicht alleine auf Grundlage des Versorgungskonzeptes gewährleistet werden. Aus diesem Grund werden im Folgenden die Herausforderungen dargestellt, die für Pflegende bei der Versorgung dieser Personengruppen auftreten und die, bei fehlenden Bewältigungsressourcen, die Pflegequalität beeinflussen können.

3.2 Herausforderungen für Pflegende in der stationären Altenhilfe

Der folgende Abschnitt befasst sich ausführlich mit den Herausforderungen die Pflegende im Rahmen ihrer Tätigkeit in der stationären Altenhilfe bewältigen müssen. Hierbei sind zwei wesentliche Aspekte zu beachten: Das Forschungsinteresse war bislang fast ausschließlich auf mögliche Belastungen Pflegender ausgerichtet. Belastungen können, wenn entsprechende (Bewältigungs-)Ressourcen vorliegen, als Herausforderungen betrachtet werden (siehe hierzu auch Kapitel 4), weshalb diese Studien ebenfalls zur theoretischen Fundierung herangezogen werden. Des Weiteren ist zu beachten, dass die Herausforderungen im Allgemeinen sowie in Bezug auf den Umgang mit Menschen mit Demenz zwar ausführlich erhoben wurden, jedoch fehlt weitestgehend eine Differenzierung anhand des umgesetzten Versorgungskonzeptes (Oppikofer et al. 2009: 3). Die bekannten Untersuchungen verfolgten zudem alle einen quantitativen Ansatz. Es ist somit fraglich, ob sie geeignet sind das subjektive Erleben der Pflegenden in Abhängigkeit vom Versorgungskonzept voll umfassend zu erheben. Aus diesem Grund erfolgt zunächst eine Darstellung der Befunde zu den Herausforderungen im Umgang mit demenziell erkrankten BewohnerInnen sowie zu den allgemeinen Herausforderungen in der stationären Altenhilfe (in Anlehnung an die Klassifikation nach Zimber et al. 2000). Abschließend werden die wesentlichen Erkenntnisse der Studien vorgestellt, die die Situation der Pflegenden in integrativen und segregativen Settings miteinander verglichen haben.

3.2.1 Herausforderungen bei der Pflege von Menschen mit Demenz ·

Wie bereits in Kapitel 2 beschrieben ist in Einrichtungen der stationären Altenhilfe die Pflege von Menschen mit Demenz ein wesentlicher Bestandteil der Arbeitsaufgabe der Pflegenden. Allgemein wird der Umgang mit verwirrten Bewohnerinnen und Bewohnern von den Pflegenden als schwierig empfunden (Heinemann-Knoch et al. 1998: 216; Simon et al. 2005: 19), da sie sich hierbei teilweise unsicher und hilflos fühlen (Kruse et al. 1992: 135). Als problematisch werden insbesondere Situationen im Zusammenhang mit der Ernährung, Kommunikation und Körperpflege erlebt. Jedoch sind auch die Bereiche *Orientierung, Aggressivität, Umherwandern* und *Abwehrverhalten* problembehaftet (Rüsing et al. 2008: 310-311) und mit Herausforderungen verbunden. Brodaty et al. (2003) stellten fest, dass Pflegende demenziell erkrankte Bewohner häufig eher negativ als positiv wahrnehmen und den Umgang mit ihren Verhaltensweisen als herausfordernd betrachten. In ihrer Untersuchung gab teilweise deutlich mehr als die Hälfte der Pflegenden an, dass es eine Herausforderung ist, mit demenziell erkrankten Bewohnerinnen und Bewohnern umzugehen, da diese manipulativ (52,7 %) sind und ständig Aufmerksamkeit einfordern (53,7 %). Zudem reagieren sie häufig negativ auf die Pflegehandlungen (60,3 %), sind fordernd (61,9 %) und unberechenbar (64,8 %). Darüber hinaus wird das Verhalten dieser BewohnerInnen als herausfordernd empfunden, da sie absichtlich ‚schwierig' sind (65,5 %) und sich stur (65,8 %) bzw. aggressiv (77 %) verhalten (Brodaty et al. 2003: 586-588).

Trotz der vorgestellten Befunde muss betont werden, dass sich die Pflegenden in der Regel nicht durch die demenziell erkrankten BewohnerInnen an sich herausgefordert fühlen. Viel mehr sind es die schweren Verhaltensauffälligkeiten, die für die Pflegenden eine Herausforderung darstellen können. Zu diesem herausfordernden Verhalten zählt insbesondere die Aggressivität gegenüber den Pflegenden sowie gegenüber anderen Bewohnerinnen und Bewohnern. Darüber hinaus werden jedoch insbesondere *ständiges Schreien und Rufen* als große Herausforderung erlebt. Diesem Verhalten kann in Einrichtungen mit einem großen Anteil an Doppelzimmern eine besondere Bedeutung beigemessen werden. Zudem besteht die Herausforderung darin Außenstehenden, wie beispielsweise Angehörigen, immer wieder zu erklären, weshalb nicht umgehend auf die Rufe reagiert wird. Des Weiteren stellt die sogenannte *Weglauf- bzw. Hinlauftendenz* der BewohnerInnen die Pflegenden ebenso vor Herausforderungen wie sexuelle Übergriffe auf die Pflegenden oder andere BewohnerInnen. Aber auch das *Ablehnen der ‚notwendigen' Hilfen* kann zu Belastungen bei den Pflegenden führen (Blass et al. 2008: 50).

Der Umgang mit diesen Verhaltensweisen wird meist deshalb als herausfordernd erlebt, da insbesondere Aggressivität bei den Pflegenden selbst ebenfalls Ärger auslösen kann. Sie werden teilweise gebissen, getreten, geschlagen, angespuckt und beleidigt. Es erscheint nachvollziehbar, dass sich die Pflegenden durch diese Verhaltensweisen abgelehnt und gedemütigt fühlen. Gefühle wie Wut und Ohnmacht, aber auch Angst und ein reserviertes Verhalten können die Folge sein. Letztlich leidet die professionelle Beziehung zwischen den Pflegenden und den Bewohnerinnen und Bewohnern. Zudem führen diese Gefühle möglicherweise zu psychischer und physischer Müdigkeit und Schuldgefühlen gegenüber den Bewohnerinnen und Bewohnern und zu der Ansicht, eine schlechte Arbeit gemacht zu haben (Rasmussen/Hellzen 2013: 4-5).

Abschließend ist festzuhalten, dass diese Herausforderungen bei Pflegehilfskräften häufiger belastend wirken als bei Pflegefachkräften, wodurch ein direkter Zusammenhang mit der Qualifikation der Pflegenden ersichtlich wird (Blass et al. 2008: 52). Darüber hinaus wird deutlich, dass die beschriebenen herausfordernden Verhaltensweisen die Beziehung zwischen den Pflegenden und den Bewohnerinnen und Bewohnern negativ beeinflussen können, die Pflege allgemein erschweren und zudem den Gesundheitszustand der Pflegenden negativ beeinflussen können. Aus diesem Grund ist diesen Verhaltensauffälligkeiten und den daraus resultierenden Herausforderungen eine besondere Bedeutung beizumessen.

3.2.2 Weitere Herausforderungen aus der Arbeitsaufgabe

Neben dem Umgang mit demenziell erkrankten Bewohnern gehen zahlreiche weitere Herausforderungen aus der Arbeitsaufgabe hervor. Etwa die Hälfte aller Pflegenden in der stationären Altenhilfe muss *pflegefremde Tätigkeiten* durchführen. Hierunter fallen insbesondere hauswirtschaftliche Tätigkeiten, aber auch administrative und bewohnerferne Tätigkeiten, wie zum Beispiel Bestellungen oder Hol- und Bringdienste (Heinemann-Knoch et al. 1998: 205; Simsa et al. 2004: 501; Simon et al. 2005: 41). Häufige *Arbeitsunterbrechungen*, sowohl wegen anderen Bewohnerinnen und Bewohnern als auch wegen Kolleginnen und Kollegen, treten bei etwa 31 %[5] (Kleina et al. 2012: 73) bis weit über 50 % der Pflegenden auf (Blass et al. 2008: 148; Lohmann-Haislah 2012: 46). Auch die *gleichzeitige Betreuung verschiedener Arbeiten* tritt in den Gesundheitsberufen überdurchschnittlich häufig auf (Lohmann-Haislah 2012:46). Des Weiteren stellen die *Erwartungen der BewohnerInnen* eine Herausforderung für die Pflegenden dar. Die Ansprüche der zu Pflegenden haben sich deutlich erhöht, Wünsche werden klar artikuliert und es ist zu erwarten, dass die gegebenen Rahmenbedingungen künftig seltener akzeptiert werden (Simsa et al. 2004: 502; Schaeffer/Horn 2011: 10-11). Die Pflegenden sehen sich damit konfrontiert, dass sie bereits im Vorfeld wissen, dass sie diesen Erwartungen nicht gerecht werden können. Aus diesem wahrgenommenen Missverhältnis zwischen den eigenen Möglichkeiten und den Ansprüchen können Angst, Erschöpfung und Gereiztheit resultieren (Kruse et al. 1992: 135). Neben den Erwartungen der BewohnerInnen stellt aber auch die veränderte Alters- und Pflegestruktur eine Herausforderung dar. Die BewohnerInnen wechseln immer später und mit hohen Pflegestufen in die Einrichtungen. Hieraus ergibt

---

[5] Die angegebenen Prozentwerte aus der Untersuchung von Kleina et al. (2012) beziehen sich in Zusammenhang mit den Herausforderungen immer auf kumulierten Werte der Antwortmöglichkeiten „oft" bzw. „sehr oft" auch wenn dies nicht ausdrücklich angegeben ist.

sich eine qualitative Erhöhung des Aufgabenvolumens (Horn/Schaeffer 2011: 12) und die fehlende Möglichkeit aktivierend und rehabilitativ zu arbeiten (Kruse et al. 1992: 137-138). Zudem werden die ohnehin knappen Zeitressourcen durch die gestiegenen *Anforderungen an die Pflegedokumentation* weiter belastet. Weniger als die Hälfte der Pflegenden ist der Ansicht, dass die gestellten Anforderungen in der Praxis tatsächlich geleistet werden können (Blass et al. 2008: 149; Horn/Schaeffer 2011: 13). Damit einhergehend stellen auch die ausbleibenden Erfolgserlebnisse (Kruse et al. 1992: 136) und die häufige Konfrontation mit Tod und Sterben (Kruse et al. 1992: 132) bedeutende Herausforderungen dar.

3.2.3 Physische Herausforderungen

Die Tätigkeit in der stationären Altenhilfe ist unter anderem gekennzeichnet durch einen hohen Anteil an schwerer dynamischer Arbeit. Hierunter fallen beispielsweise Tätigkeiten wie die Mobilisation und der Transfer von Pflegebedürftigen sowie die Unterstützung bei der Körperpflege, beim Ankleiden oder bei Toilettengängen (Heinemann-Knoch et al. 1998: 214; Zimber et al. 2000: 65; Kleina et al. 2012: 80). Im Vergleich zu ambulanten Pflegediensten oder Krankenhäusern treten diese Herausforderungen in Einrichtungen der stationären Altenhilfe deutlich häufiger auf (Simon et al. 2005: 16-17). So muss beispiels-weise etwa ein Viertel der Pflegenden die BewohnerInnen mehr als zehn Mal täglich umsetzen oder umlagern und fast 20 % der Pflegenden müssen täglich mehr als zehn Mal in einer unbequemen Körperhaltung arbeiten (Kleina et al. 2012: 80). Technische Hilfsmittel, die insbesondere im Bereich Heben und Tragen eine Unterstützung darstellen können, stehen Pflegenden in der stationären Altenhilfe nicht durchgängig zur Verfügung oder werden, unter anderem aus zeitlichen Gründen, nicht genutzt (Simon et al. 2005: 18; Blass et al. 2008: 86-87) und erhöhen so die physischen Herausforderungen (Gelsema et al. 2005: 48). Jedoch können auch bauliche Mängel, wie zum Beispiel zu enge Räumlichkeiten, dazu führen, dass Hilfsmittel nicht eingesetzt und die Pflegenden zu körperlich anstrengenden Improvisationen gezwungen werden (Heinemann-Knoch et al. 1998: 214; Blass et al. 2008: 87). Aus baulicher Sicht stellen auch fehlende Arbeitsräume und lange Wege auf den Wohnbereichen physische Herausforderungen dar (Heinemann-Knoch et al. 1998: 214). In der Folge berichten Pflegende häufig von Gelenk- und Wirbelsäulenerkrankungen und Kreuzschmerzen sowie von einer Verschlechterung des subjektiven Gesundheitszustandes (Zimber et al. 1999: 195; Kleina et al. 2012: 81-82).

3.2.4 Herausforderungen durch die zeitliche Gestaltung

Bei den Herausforderungen durch die zeitliche Gestaltung sind vor allem die Nacht- und Schichtarbeit sowie Überstunden (Zimber et al. 2000: 68) und häufiges ‚Einspringen' zu nennen, da diese Unregelmäßigkeiten psychosozial wie auch körperlich eine Herausforderung darstellen (Simon et al. 2005: 34). Ganz allgemein kann der vorherrschende *Zeitdruck*, der regelmäßig von über der Hälfte der Pflegenden berichtet wird, als wesentliche Herausforderung genannt werden (Simsa et al. 2004: 504; Kleina et al. 2012: 72). Dieser Zeitdruck wirkt sich in der Folge auch auf das Verhältnis zu den Bewohnerinnen und Bewohnern aus, da zu wenig Zeit zur Verfügung steht, um auf die Probleme der BewohnerInnen einzugehen (Kleina et al. 2012: 75). Gerade dies wäre jedoch bei den vielfältigen Problemlagen der BewohnerInnen unbedingt erforderlich (Horn/Schaeffer 2011: 15). Neben dem Zeitdruck stellt die *Nacht- und Schichtarbeit* eine weitere bedeutsame Herausforderung dar. Etwa 60 % der Beschäftigten in den Gesundheitsberufen müssen an den Wochenenden sowie an Feiertagen arbeiten (Lohmann-Haislah 2012: 60) und ebenso viele arbeiten regelmäßig im Früh- und Spätdienst (Blass et al. 2008: 173). Trotz dieser unregelmäßigen Arbeitszeiten scheint eine Vereinbarkeit von Familie und Beruf teilweise gegeben zu sein. Begünstigt wird dies durch den Umstand, dass viele Pflegende Arbeitszeitwünsche äußern können, die anschließend entsprechend berücksichtigt werden. Dennoch sind etwa 40 % (Kleina et al. 2012: 78) bis 55 % der mit der Herausforderung konfrontiert das Privatleben und die Arbeit miteinander in Einklang zu bringen zu müssen. Dies geht so weit, dass mehr als die Hälfte der Pflegenden Probleme hat, die Wochenenden oder den Urlaub zu planen, da sie häufig unvorhergesehen für erkrankte Kolleginnen und Kollegen ‚einspringen' müssen (Blass et al. 2008: 177). Zudem scheint es an ausreichend langen Erholungsphasen zu mangeln, da sich etwas mehr als 70 % der Pflegenden mehr freie Tage hintereinander wünschen (Blass et al. 2008: 176). Es wird deutlich, dass die Pflegenden in zeitlicher Hinsicht zahlreiche Herausforderungen bewältigen müssen, da diese ernst zu nehmende Erkrankungen begünstigen können (Boggild/Jeppsen 2001: 91-92), wenn eine Bewältigung nicht gelingt.

3.2.5 Organisationsbedingte Herausforderungen

Organisationsbedingte Herausforderungen entstehen unter anderem durch den wahrgenommenen Personalmangel, durch hohe Fluktuationsraten sowie in Zusammenhang mit einem autoritären Führungsstil oder bei ungenügender Kommunikation (Zimber et al. 2000: 69). Eine Folge der Kommunikationsdefizite können unter anderem *fehlende oder verspätete Informationen* sein. Zwar stellt dies nur für weniger als 10 % der Pflegenden ein dauerhaftes Problem dar (Lohmann-Haislah 2012: 47), dennoch sind 35 % der Beschäftigen in Einrichtungen der stationären Altenhilfe zumindest mehrmals pro Woche hiervon betroffen (Simon et al. 2005: 40). Auch widersprüchliche Arbeitsanweisungen sind einer ungenügenden Kommunikation zuzurechnen und stellen mehr als 20 % der Pflegenden vor Herausforderungen (Simon et al. 2005: 39). Ein autoritärer Führungsstil, der sich unter anderem in einer *strengen Reglementierung* ausdrückt, wird von Pflegenden ebenfalls als Herausforderung erlebt. Diese strengen Vorgaben verhindern eine individuelle Gestaltung des Arbeitsablaufs und werden insbesondere dann zum Problem, wenn hierdurch die Zeit für die BewohnerInnen eingeschränkt und eine ganzheitliche, aktivierende Pflege verhindert wird (Kruse et al. 1992: 134-135). Organisationsbedingte Herausforderungen können jedoch auch im Kontakt zu Personen außerhalb der Pflegeeinrichtung entstehen. Einerseits wird von den Pflegenden das Desinteresse der Angehörigen der BewohnerInnen als problematisch erlebt (Kruse et al. 1992: 138). Andererseits stellen das *schlechte Image* und die *fehlende gesellschaftliche Anerkennung* des Berufes eine Herausforderung dar. Der Umgang mit den Vorurteilen gegenüber stationären Altenhilfeeinrichtungen und die fehlende Wertschätzung der eigenen Leistungen erschweren die Arbeit der Pflegenden zusätzlich (Kruse et al. 1992: 137; Kruse/Schmitt 1999: 159). Letztlich stellt der Personalmangel eine der größten Herausforderung für die Pflegenden dar (Zimber et al. 1999: 191), da hieraus vielfältige Problemlagen resultieren können. Diese organisationsbedingten Herausforderungen können in der Folge negative körperliche wie auch emotionale Beschwerden verursachen (Gelsema et al. 2005: 47-48).

3.2.6 Weitere Herausforderungen

Die *soziale Umgebung* kann die Quelle wichtiger Ressourcen (siehe Kapitel 3.3), aber auch ernst zu nehmende Herausforderungen bedingen. Herausforderungen entstehen insbesondere in Zusammenhang mit dem Betriebsklima und durch soziale Konflikte im Team. Diese Herausforderungen sind geringer ausgeprägt als beispielsweise Herausforderungen aus der Arbeitsaufgabe (Zimber et al. 2000: 70) und kommen auch seltener vor als Herausforderungen im Umgang mit den Bewohnerinnen und Bewohnern (Zimber et al. 1999: 191). So berichten nur etwa 3 % der Pflegenden in der stationären Altenhilfe ein angespanntes Verhältnis zu den Kolleginnen und Kollegen (Simon et al. 2005: 24), dennoch sind diese Spannungen in einigen Einrichtungen ‚spürbar'. Die Ursache hierfür ist einerseits häufig organisationsbedingt und unter anderem einer hohen Personalfluktuation geschuldet. Die fehlende Möglichkeit, neue Kolleginnen und Kollegen sorgfältig einzuarbeiten und in das Team einzugliedern, erschwert es, funktionierende Teamstrukturen aufzubauen (Heinemann-Knoch et al. 1998: 217). Andererseits sind die verschiedenen Vorstellungen über die angemessene Versorgung der BewohnerInnen nicht selten mit Herausforderungen verbunden. Aber auch die Notwendigkeit unfreiwilliger Überstunden, aufgrund häufiger Fehlzeiten oder überzogener Pausen, stellen die Pflegenden vor eine Herausforderung. Zudem kann eine qualitative Überforderung zu einer „erhöhten Gereiztheit und einer reduzierten Toleranz gegenüber dem Verhalten von Berufskollegen" führen (Kruse/Schmitt 1999: 163).

Diese qualitative Überforderung ist jedoch nicht ausschließlich in Zusammenhang mit der sozialen Umgebung mit Herausforderungen verbunden. Auch im *Person-System*[6] können bei unzureichender persönlicher Eignung oder mangelnder Qualifikation sowie bei wirkungslosen Handlungsstilen (beispielsweise fehlende Lösungsstrategien im Umgang mit Stress) Herausforderungen entstehen (Zimber et al. 2000: 70). In den Einrichtungen der stationären Altenhilfe fühlen sich etwa 5 % bis 10 % der Pflegenden mehrmals täglich qualitativ überfordert (Simon et al. 2005: 40-41; Lohmann-Haislah 2012: 90; Kleina et al. 2012: 72-73). Das heißt, diese Pflegenden übernehmen täglich mehrmals Tätigkeiten, für die sie nicht entsprechend ausgebildet wurden. Die qualitative Überforderung spielt demnach ebenfalls eine untergeordnete Rolle. Dennoch stellt alleine das Wissen, eine verantwortungsvolle Aufgabe übernommen zu haben, eine

---

[6] Das ‚Person-System' umfasst nach Zimber et al. (2000: 70) sowohl die formale Qualifikation als auch die Kompetenzen und Handlungsstile der Pflegenden.

Herausforderung für Pflegende dar. Insbesondere wenn diese Verantwortung nicht auf mehrere Personen verteilt werden kann, nimmt die Angst Fehler zu begehen deutlich zu. Dieser Zustand kann wiederum dazu führen, persönliche Krisen auszulösen (Kruse et al. 1992: 134).

3.2.7 Vergleich der Herausforderungen im integrativen und segregativen Setting

Wie bereits beschrieben, liegen nur wenige Studien vor, die die Herausforderungen der Pflegenden in Abhängigkeit vom Versorgungskonzept untersucht haben und diese Studien folgten ausnahmslos einem quantitativen Studiendesign. Unter anderem wurden in der Schweiz von Oppikofer et al. (2009) im Rahmen einer Evaluationsstudie verschiedene segregative Versorgungskonzepte untereinander und mit einem integrativen Konzept verglichen. Es liegen somit Ergebnisse aus einem Gruppenvergleich (integrativ vs. segregativ) sowie Einzelvergleiche aller Konzepte vor. Neben der Lebensqualität der BewohnerInnen verfolgte diese Studie auch das Ziel, die Arbeitszufriedenheit der Pflegenden in Abhängigkeit vom Versorgungskonzept zu erheben (Oppikofer et al. 2009: 3). Die Befragung erfolgte schriftlich unter Einsatz einer Kombination verschiedener valider Skalen und Fragebögen. Im Gruppenvergleich konnte bei den Herausforderungen durch die BewohnerInnen und Arbeitsbedingungen festgestellt werden, dass die Pflegenden im integrativen Setting diese wesentlich herausfordernder erleben als Pflegende im segregativen Setting. Speziell die *Arbeit mit demenziell erkrankten Bewohnerinnen und Bewohnern* wurde von den Pflegenden beim integrativen Versorgungskonzept herausfordernder beurteilt als beim segregativen Konzept. Der *erlebte Stress* wird unabhängig vom Versorgungskonzept eher gering eingeschätzt und fällt im integrativen Setting nur geringfügig höher aus. Die *emotionale Herausforderung* wird hingegen von den Pflegenden im segregativen Setting teilweise deutlich höher eingeschätzt. Insgesamt betrachtet wird die emotionale Herausforderung jedoch in beiden Settings eher gering eingeschätzt, wobei eine große Standardabweichung festgestellt werden konnte, womit eine erhebliche Streuung der individuellen Einzelwerte gegeben ist. Im Einzelvergleich wird darüber hinaus ersichtlich, dass die SCUs dem integrativen Konzept in allen genannten Bereichen deutlich überlegen sind und auch gegenüber den weiteren segregativen Versorgungskonzepten teilweise erhebliche Vorteile aufweisen (Oppikofer et al. 2009: 30-39).

Weitere Befunde liegen aus einer deutschen Evaluationsstudie von Weyerer et al. (2006) vor, bei der die ‚besondere Dementenbetreuung' in Hamburg[7] überprüft wurde. Ein Ziel dieser Untersuchung war es, die Arbeitsbelastung und die psychischen Beeinträchtigungen der Pflegenden zu erheben und diese mit den Ergebnissen aus anderen (segregativen) Pflegeeinrichtungen in Hamburg sowie aus integrativen Pflegeeinrichtungen in Mannheim zu vergleichen. Hierbei konnte festgestellt werden, dass die Pflegenden der ‚besonderen Dementenbetreuung' die *Arbeitssituation* deutlich günstiger beurteilten als die Pflegenden im integrativen Setting. So wurden beispielsweise *belastende organisatorische Merkmale* (unter anderem geringe Entscheidungsspielräume) seltener berichtet. Auffällig sind jedoch insbesondere die Unterschiede bei den *bewohnerbezogenen Merkmalen*. Hierzu zählen neben dem Umgang mit demenziell erkrankten, aggressiven oder depressiven Bewohnerinnen und Bewohnern auch der Umgang mit Tod und Sterben. Die Pflegenden der ‚besonderen Dementenbetreuung' erlebten diese Merkmale, im Vergleich zu den Pflegenden im integrativen Setting, als deutlich weniger herausfordernd. Dieser Befund ist umso bedeutsamer wenn berücksichtigt wird, dass die Pflegenden diesen Herausforderungen in der ‚besonderen Dementenbetreuung' wesentlich häufiger ausgesetzt sind. Deutliche Unterschiede lassen sich ebenfalls bei der *psychischen Beanspruchung* feststellen. Weyerer et al. (2006) postulieren hierbei einen Zusammenhang zwischen den angeführten Herausforderungen und den depressiven Symptomen die im integrativen Setting etwa bei jeder bzw. jedem fünften Pflegenden (21,9 %) auftraten. Im Vergleich hierzu berichteten lediglich 8,9 % der Pflegenden in der ‚besonderer Dementenbetreuung' entsprechende Symptome. Die Pflegenden der anderen segregativen Einrichtungen in Hamburg wiesen bei allen Komponenten geringere Belastungen auf als die Pflegenden im integrativen Setting. Auch depressive Symptome wurden deutlich seltener berichtet. Beide Werte lagen jedoch über denen der Pflegenden aus der ‚besonderen Dementenbetreuung' (Weyerer et al. 2006: 108-111).

Reggentin und Dettbarn-Reggentin (2006) führten im Rahmen ihrer Begleitforschung zur Wirkung von segregativen Hausgemeinschaften, im Vergleich zu integrativen Versorgungskonzepten, welche die Kontrollgruppe darstellen, auch eine Befragung der

---

[7] Hierbei handelt es sich um ein spezielles Versorgungskonzept für Menschen im fortgeschrittenen Stadium einer Demenz, die nicht bettlägerig sind und schwere Verhaltensauffälligkeiten aufweisen. Das Versorgungskonzept lässt sich sowohl segregativ als auch teilintegrativ umsetzen (Weyerer et al. 2006: 29-32), die hier beschriebenen Ergebnisse beziehen sich auf die Umsetzung im segregativen Setting.

Pflegenden durch. Hierfür wurde ein umfangreicher Fragebogen entwickelt, der die Arbeitsbedingungen sowie die Arbeitsbelastungen und -entlastungen erfassen sollte. Für die *Arbeitsbedingungen* ist festzuhalten, dass diese sich bei den beiden Settings teilweise erheblich unterscheiden. Bedingt durch die personell kontinuierliche Betreuung stehen die persönlichen Beziehungen bei den Hausgemeinschaften, im Vergleich zu herkömmlichen Wohnbereichen, deutlich im Vordergrund (Reggentin/Dettbarn-Reggentin 2006: 105). Auch bei den erhobenen Arbeitsbelastungen lassen sich teilweise deutliche Unterschiede erkennen. Die *Herausforderungen im Umgang mit den Bewohnerinnen und Bewohnern* sind bei den Wohngruppen im Zeitverlauf zurückgegangen bzw. konnten auf einem geringen Ausgangsniveau gehalten werden. Im Vergleich hierzu ist bei den Pflegenden der Kontrollgruppe in fast allen Bereichen eine Zunahme der erlebten Herausforderungen zu verzeichnen. Sowohl der Zeitdruck als auch der erhöhte Aufwand durch Verhaltensauffälligkeiten demenziell erkrankter BewohnerInnen und die ständige Unruhe und Bewegung dieser BewohnerInnen haben sich zwischen den beiden Messzeitpunkten verschlechtert. Im direkten Vergleich der Ergebnisse des zweiten Messzeitpunktes zeigt sich allerdings ein durchwachsenes Bild: Der erhöhte Aufwand durch die Verhaltensauffälligkeiten der BewohnerInnen sowie der erlebte Zeitdruck liegen bei den Pflegenden in den Hausgemeinschaften leicht über denen der Kontrollgruppe. Im Vergleich hierzu wird die ständige Unruhe und Bewegung der demenziell erkrankten BewohnerInnen von den Pflegenden in den Hausgemeinschaften als weniger herausfordernd erlebt (Reggentin/Dettbarn-Reggentin 2006: 117).

Des Weiteren wurden die *Herausforderungen in Zusammenhang mit den Kolleginnen und Kollegen* sowie mit der *Leitung und den Angehörigen* erhoben. Hier lässt sich feststellen, dass diese Faktoren im Zeitverlauf in beiden Gruppen rückläufig sind. In beiden Gruppen sind die Fehlzeiten der Kolleginnen und Kollegen sowie das Desinteresse der Angehörigen die herausforderndsten Faktoren. Es ist jedoch zu beachten, dass zum zweiten Messzeitpunkt die Fehlzeiten der Kolleginnen und Kollegen bei den Pflegenden der Hausgemeinschaften stärker herausfordernd wirken als bei den Pflegenden der Kontrollgruppen. Ein gegenteiliges Bild zeigt sich hingegen beim Desinteresse der Angehörigen. Dieses wirkt bei den Pflegenden der Kontrollgruppe herausfordernder als bei denen der Hausgemeinschaften. Bei den Herausforderungen, die mit der Einrichtung zusammenhängen, kann festgehalten werden, dass die Herausforderung durch Reglementierung und Personalknappheit in beiden Einrichtungsformen im Zeitverlauf abnimmt und sich auf einem vergleichbaren Niveau befindet. Die Pflegenden in den Hausgemeinschaften haben jedoch insgesamt ein höheres Informationsbedürfnis als die Pflegenden der Kontrollgruppe (Reggentin/Dettbarn-Reggentin 2006: 117-118).

Zusammenfassend lässt sich sagen, dass Pflegende in der stationären Altenpflege im Rahmen ihrer Tätigkeit verschiedenartige Herausforderungen bewältigen müssen. Einen wesentlichen Aspekt stellt hierbei die Arbeit mit demenziell erkrankten Bewohnerinnen und Bewohnern dar. Die herausfordernden Verhaltensweisen, die, bedingt durch die neuropsychiatrischen Veränderungen, auftreten können, beinhalten ein nicht zu unterschätzendes Belastungspotenzial. Jedoch ist die Tätigkeit auch insgesamt geprägt durch physische, psychische und emotionale Herausforderungen, die den Gesundheitszustand bei fehlenden Bewältigungsressourcen beeinträchtigen können. Je nach Setting variieren diese Herausforderungen, wobei segregative Versorgungskonzepte, der aktuellen Studienlage folgend, scheinbar besser geeignet sind, die Herausforderungen im Umgang mit den Verhaltensauffälligkeiten der BewohnerInnen zu reduzieren. Jedoch sind in diesem Bereich höhere emotionale Herausforderungen sowie vermehrte Herausforderungen aus der sozialen Umgebung zu verzeichnen, wodurch eine abschließende Beurteilung nicht möglich erscheint.

3.3 Ressourcen der Pflegenden in der stationären Altenhilfe

Die beschriebenen Herausforderungen müssen nicht zwingend bei allen Pflegenden belastend wirken und zu gesundheitlichen Beeinträchtigungen führen. Verschiedene Faktoren können zu einer positiven Bewältigung dieser Herausforderungen führen und sind somit als Ressourcen zu betrachten (die konkreten Wirkungsmechanismen hierzu werden in Kapitel 4 ausführlich beschrieben). Insbesondere die vorhandenen Handlungsspielräume, die wahrgenommene soziale Unterstützung im Team sowie die Bedeutung, die der eigenen Arbeit beigemessen wird, können förderlich wirken. Fehlen diese Ressourcen hingegen, kann dies von den Pflegenden als belastend wahrgenommen werden (Kleina et al. 2012: 14; Lohmann-Haislah 2012: 68-69). Im Folgenden werden daher zunächst die allgemeinen Ressourcen beschrieben. Daran anschließend erfolgt, unter Rückgriff auf die in Kapitel 3.2.7 beschriebenen Untersuchungen, eine vergleichende Darstellung der wahrgenommenen Ressourcen, in Abhängigkeit vom umgesetzten Versorgungskonzept.

3.3.1 Ressourcen allgemein

Der *Handlungsspielraum* bzw. die *Möglichkeit zur Einflussnahme* auf die Arbeitsorganisation stellt einen bedeutsamen Einflussfaktor auf die Belastungsfaktoren dar (Simon et al. 2005: 22; Kleina et al. 2012: 74; Lohmann-Haislah 2012: 69). Es ist als erwiesen anzusehen, „dass Personen, die Art, Inhalt und Abfolge ihrer Arbeitsschritte weitgehend selbst bestimmen können, nicht nur zufriedener mit ihrer Arbeit sind, sondern ein geringeres Risiko für psychische und körperliche Krankheiten haben" (Simon et al. 2005: 22). In den Gesundheitsberufen haben etwa 65 % der MitarbeiterInnen die Möglichkeit ihre Arbeit selbst zu planen und einzuteilen. Einen Handlungsspielraum beim Zeitpunkt der Pause erleben immerhin noch 39 % dieser Beschäftigten. Beim Einfluss auf die Arbeitsmenge weisen die Gesundheitsberufe ein Verbesserungspotenzial auf. Nur 28 % der Angehörigen dieser Berufsgruppe haben in diesem Bereich Handlungsspielräume (Lohmann-Haislah 2012: 75). Innerhalb der Berufsgruppe der Pflegenden gibt es jedoch auch Unterschiede bei den Handlungsspielräumen. Pflegende im Krankenhaus, insbesondere auf Normalstationen und in Psychiatrien, erleben höhere Handlungsspielräume als Pflegende in Alten- und Pflegeheimen oder ambulanten Pflegediensten (Simon et al. 2005: 23). So haben beispielsweise nur wenige Pflegende (12,1 %) in Einrichtungen der stationären Altenhilfe oft oder immer[8] Einfluss darauf, mit wem sie zusammenarbeiten. Die Arbeitsmenge können etwa 18 % der Pflegenden beeinflussen, wohingegen fast die Hälfte (ca. 45 %) die Arbeitsinhalte beeinflussen kann. Jedoch sind nur ungefähr 32 % der Pflegenden der Ansicht, dass sie großen Einfluss auf ihre Arbeit haben. In diesem Zusammenhang muss betont werden, dass die vorhandenen Möglichkeiten, den Pflegenden mehr Handlungsspielräume zu ermöglichen (Kleina et al. 2012: 74-75), ausgenutzt werden müssen, da hierdurch die Bindung an die Einrichtungen und die Verweildauer in der Pflege erhöht werden können (Simon et al. 2005: 23). Folglich kann durch entsprechende Maßnahmen einerseits die Belastungssituation der Pflegenden reduziert und andererseits dem Fachkräftemangel entgegen gewirkt werden.

---

[8] Die angegebenen Prozentwerte aus der Untersuchung von Kleina et al. (2012) beziehen Zusammenhang mit den Ressourcen immer auf die kumulierten Werte der zwei positivsten Antwortmöglichkeiten (oft/immer bzw. in sehr hohem Maße/in hohem Maße) auch wenn dies nicht ausdrücklich angegeben ist.

Auch im *sozialen Bereich* können relevante Ressourcen vorliegen, wobei insbesondere der sozialen Unterstützung durch Vorgesetzte sowie Kolleginnen und Kollegen eine wesentliche Bedeutung beizumessen ist, da hierdurch Herausforderungen bewältigt und folglich Belastungen reduziert werden können (Simon et al. 2005: 24; Lohmann-Haislah 2012: 76). Soziale Unterstützung durch Vorgesetzte erleben 60 % der MitarbeiterInnen in den Gesundheitsberufen und kann somit positiv beurteilt werden (Zimber et al. 1999: 191; Lohmann-Haislah 2012: 82). Die Höhe der sozialen Unterstützung wird jedoch in Abhängigkeit von der Einrichtungsgröße unterschiedlich berichtet. Pflegende in stationären Einrichtungen mit weniger als 50 Mitarbeiterinnen und Mitarbeitern erleben hierbei eine höhere soziale Unterstützung als die Pflegenden in Einrichtungen mit mehr als 50 Mitarbeiterinnen und Mitarbeitern (Simon et al. 2005: 26). Die Unterstützung durch bzw. die gute Zusammenarbeit mit den Kolleginnen und Kollegen wird in den Gesundheitsberufen ebenfalls häufig (85 % bzw. 90 %) berichtet (Lohmann-Haislah 2012: 82). Auch hier berichten Pflegende in kleineren Einrichtungen eine höhere soziale Unterstützung als die Pflegenden in größeren Einrichtungen. Insgesamt betrachtet fällt die soziale Unterstützung in Einrichtungen der stationären Altenhilfe, ambulanten Pflegediensten und Krankenhäusern vergleichbar hoch aus (Simon et al. 2005: 27). Und auch im Vergleich mit anderen Berufsgruppen kann die soziale Unterstützung in den Gesundheitsberufen, sowohl bei den Vorgesetzten als auch bei den Kolleginnen und Kollegen, als sehr gut bezeichnet werden (Lohmann-Haislah 2012: 82). Die soziale Unterstützung stellt ebenfalls einen wesentlichen Einflussfaktor auf die Bindung an die Einrichtung, aber auch an den Beruf insgesamt dar (Simon et al. 2005: 28). Auch aus diesem Grund ist ihr eine hohe Bedeutung beizumessen.

Die *Bedeutung der Arbeit* beschreibt „die Wichtigkeit, die der eigenen Arbeit beigemessen wird" (Simon et al. 2005: 28). Sie kann sowohl die Verweildauer im Beruf als auch die Gesundheit der Pflegenden positiv beeinflussen und ist daher als Ressource der Pflegenden zu betrachten. Im Mittel wird die Bedeutung des Berufs mit 83,5 von 100 möglichen Punkten, von den Pflegenden in der stationären Altenhilfe als hoch eingeschätzt (Simon et al. 2005: 28-29). Ein Großteil der Pflegenden ist der Ansicht, dass ihre Arbeit wichtig und sinnvoll ist (Simsa et al. 2004: 504; Kleina et al. 2012: 77). Eine hohe Motivation sowie die Möglichkeit das vorhandene Wissen anzuwenden und neue Dinge zu erlernen bestätigen ebenfalls die große Bedeutung, die die Pflegenden ihrer Arbeit beimessen (Kleina et al. 2012: 77).

Die *Arbeitsorganisation* kann die Pflegenden, wie bereits in Kapitel 3.2.5 dargestellt, vor Herausforderungen stellen. Jedoch können hieraus auch gleichermaßen Ressourcen resultieren. So fühlen sich beispielsweise 61 % der Pflegenden gut informiert, etwa 75 % kennen ihre Befugnisse gut und jeweils ca. 87 % der Pflegenden wissen, welche Aufgaben in ihren Arbeitsbereich fallen bzw. was genau von ihnen erwartet wird (Kleina et al. 2012: 73-74). Auch die *Arbeitsbedingungen* können auf die Pflegenden positiv wie auch negativ wirken und lassen Rückschlüsse auf die wahrgenommenen Entwicklungsmöglichkeiten zu. Immerhin fast 70 % der Pflegenden in Einrichtungen der stationären Altenhilfe sind der Ansicht, dass sie Eigeninitiative zeigen können und in einem abwechslungsreichen Arbeitsfeld tätig sind. Sie schneiden diesbezüglich jedoch schlechter ab als beispielsweise Pflegende in Psychiatrien oder ambulanten Pflegediensten (Simon et al. 2005: 20-21). Letztlich sind auch die *Zufriedenheit mit der Bezahlung* sowie die *allgemeine Arbeitszufriedenheit* Faktoren, die als wesentliche Ressourcen gewertet werden können. Für die Bezahlung ist fest-zuhalten, dass das Altenpflegepersonal insgesamt zufriedener mit der Bezahlung ist als Pflegende aus dem Bereich der Krankenpflege. Die allgemeine Arbeitszufrieden-heit, unter der „die Erwartungen des Einzelnen hinsichtlich der Arbeit und der tatsächlich wahrgenommene [sic] Arbeitssituation verstanden" werden, (Simon et al. 2005: 43) weist eine hohe Streuung auf (15 % bis 91 %). Im Mittel sind 48 % des Altenpflegepersonals mit ihrer Arbeit allgemein zufrieden (Simon et al. 2005: 43-44).

3.3.2 Vergleich der Ressourcen im segregativen und integrativen Setting

Bei den in Kapitel 3.2.7 angeführten Untersuchungen wurden teilweise auch unter-stützende Faktoren erhoben. Oppikofer et al. (2009) konnten in diesen Zusammenhang verdeutlichen, dass die Pflegenden im segregativen Setting insgesamt mehr *Kooperati-on im Team* und größere *Möglichkeiten der Mitentscheidung* erleben als im integrativen Setting. Die Unterschiede zwischen den SCUs und dem integrativen Versorgungskon-zept fielen hier, wie auch schon bei den Belastungen beschrieben, besonders deutlich aus. Das heißt, die Pflegenden im segregativen Setting können auf größere Ressourcen zurückgreifen als die Pflegenden im integrativen Setting (Oppikofer et al. 2009: 31-33).

Auch Weyerer et al. (2006) haben das *soziale Klima*, also die Zusammenarbeit im Team und mit den Führungskräften, als Ressource erhoben. Hierbei konnten jedoch keine relevanten Unterschiede zwischen den segregativen und integrativen Einrichtungen festgestellt werden. Bei den *individuellen Ressourcen*, die beispielsweise die Zufriedenheit mit der Vergütung, aber auch das Gesundheits- und Freizeitverhalten umfassen, konnte ein deutlicher Unterschied zugunsten der Pflegenden in der ‚besonderen Dementenbetreuung' festgestellt werden.

Reggentin und Dettbarn-Reggentin (2006) konnten nur teilweise relevante Unterschiede bei den entlastenden Faktoren ermitteln. So hat sich beispielsweise die *Selbstständigkeit* – und damit die *Möglichkeit zur Einflussnahme* – bei den Pflegenden in den Hausgemeinschaften im Zeitverlauf erhöht. Das heißt, die Arbeit konnte häufiger selbstständig eingeteilt und die Aufgabenverteilung eher beeinflusst werden. Auch die Möglichkeit, eigene Vorstellungen in die Arbeit mit einzubringen, verbesserte sich im Zeitverlauf. Im Vergleich hierzu verschlechterten sich diese Werte in den Kontrollgruppen im Zeitverlauf. Da sie jedoch einen höheren Ausgangswert aufwiesen, entsprachen sie zum zweiten Messzeitpunkt weitestgehend den Werten der Pflegenden in den Hausgemeinschaften, womit diese Faktoren sehr ähnlich erlebt werden. Neben dieser gegensätzlichen Entwicklung fällt auf, dass die Pflegenden in den Hausgemeinschaften über ein höheres Mitspracherecht bei der Pausengestaltung verfügen, während die Pflegenden in den Kontrollgruppen deutlich häufiger mit ihren Vorgesetzten Rücksprache halten können und Rückendeckung erhalten (Reggentin/Dettbarn-Reggentin 2006: 114).

Zusammenfassend kann festgestellt werden, dass Pflegende durchaus auf Ressourcen zurückgreifen können. Insbesondere die soziale Unterstützung durch Kolleginnen und Kollegen stellt eine wertvolle Ressource dar, die von den Pflegenden als besonders stark ausgeprägt erlebt wird. In anderen Bereichen, unter anderem bei den Handlungsspielräumen, ist jedoch ein deutliches Verbesserungspotenzial gegeben. Diese werden im segregativen Setting bereits jetzt teilweise positiver wahrgenommen, sollten aber noch weiter ausgebaut werden, um positive Effekte für die Pflegenden zu ermöglichen.

4 Theoretischer Begründungsrahmen

Die Herausforderungen, die Pflegende im Rahmen ihrer täglichen Arbeit erleben, können einen wichtigen Hinweis auf potenzielle gesundheitliche Gefährdungen darstellen. In diesem Zusammenhang gibt es verschiedene Begrifflichkeiten, die einerseits synonym verwendet werden, andererseits aber auch unterschiedlich interpretiert werden können. Stress, Belastung oder Anforderung sind hierbei wesentliche Begriffe die immer wieder aufgegriffen werden. Als Erklärungsansatz und um ein einheitliches Begriffsverständnis sicherzustellen, werden deshalb im folgenden Kapitel drei relevante Modelle vorgestellt. Darüber hinaus soll hierdurch auch die mögliche Wirkung von Herausforderungen auf die Gesundheit verdeutlicht werden.

4.1 Das Anforderungs-Kontroll-Modell

Das vom Soziologen Robert A. Karasek entwickelte Modell dient der Analyse des Zusammenhangs zwischen Arbeit und Gesundheit. Zu den Anforderungen ist hierbei insbesondere der Arbeitsumfang zu zählen. Unter Kontrolle ist der Entscheidungsspielraum zu verstehen, den Menschen bei ihrer Arbeit haben sowie die Möglichkeit eigene Fähigkeiten anzuwenden und zu entwickeln (Friedel/Orfeld 2002: 50; Siegrist 2005: 70; Borgetto/Kälble 2007: 67-68). Bei den Anforderungen sind neben den qualitativen und quantitativen Aspekten auch die psychischen Arbeitsanforderungen zu berücksichtigen, die aus der Zusammenarbeit mit Kolleginnen und Kollegen sowie Vorgesetzten resultieren können. Hierzu zählen auch Arbeitscharakteristika wie beispielsweise Zeitdruck oder ungewollte Unterbrechungen (Friedel/Orfeld 2002: 50). Negative Folgen sind insbesondere dann zu erwarten, wenn hohe Anforderungen bei gleichzeitig niedrigen Kontrollmöglichkeiten erlebt werden. So ist beispielsweise die Kombination von hohen psychischen Anforderungen und geringer Kontrolle als belastende Arbeit zu betrachten (siehe Abbildung 1), welche nachteilige Gesundheitseffekte bedingen kann (Friedel/Orfeld 2002: 51; Mark/Smith 2012: 2). Es ist jedoch auch zu beachten, dass die Anforderungen durchaus ein so hohes Niveau erreichen können, dass sie, unabhängig vom Entscheidungsspielraum, nicht mehr kompensiert werden können (Lohmann-Haislah 2012: 14).

		Kontrolle	
		niedrig	hoch
Anforderungen	niedrig	Passive Arbeit	Ruhige Arbeit
	hoch	Belastende Arbeit	Aktive Arbeit

Abbildung 1: Anforderungs-Kontroll-Modell; eigene Darstellung

Das Modell konnte empirisch nicht vollumfänglich bestätigt werden (Lohmann-Haislah 2012: 14-15). Dennoch verdeutlicht es, dass hohe Anforderungen in Kombination mit hohen Kontrollmöglichkeiten subjektiv positiver bewertet werden können als hohe Anforderungen gepaart mit niedrigen oder fehlenden Kontrollmöglichkeiten. Die Anforderungen sind hierbei, ebenso wie die Herausforderungen, neutral zu betrachten und die Kontrollmöglichkeiten können als Bewältigungsressourcen verstanden werden. Diese Kontrollmöglichkeiten sind jedoch bei Pflegenden häufig nicht sehr stark ausgeprägt (siehe Kapitel 3.3), wodurch mit höheren Belastungen zu rechnen ist. So konnten bei Pflegenden beispielsweise Zusammenhänge zwischen hohen Anforderungen, niedrigen Kontrollmöglichkeiten und Depression sowie Ängstlichkeit nachgewiesen werden (Mark/Smith 2012: 13)

4.2 Das transaktionale Stressmodell

Im Mittelpunkt des von Richard S. Lazarus entwickelten Modells steht die individuelle, kognitive Bewertung von Situationen und Ereignissen. Zunächst erfolgt die primäre Bewertung des Wohlbefindens, wobei drei grundlegende Kategorien voneinander abzuheben sind: Ein Ereignis kann als irrelevant, günstig/positiv oder stressend betrachtet werden.

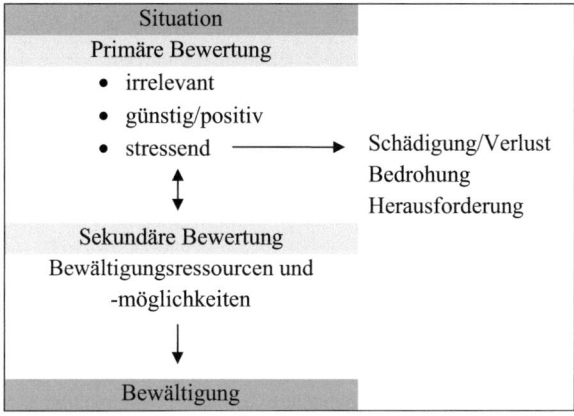

Abbildung 2: Transaktionales Stressmodell nach Lazarus; eigene Darstellung (in Anlehnung an: Bamberg et al. 2012: 10)

Im Kontext dieser Arbeit ist insbesondere die letztgenannte Kategorie relevant. Stressende Bewertungen treten in drei unterschiedlichen Varianten auf (Lazarus/Launier 1981: 233-236; Bamberg et al. 2012: 10-11):

- Schädigung/Verlust: Bezieht sich auf eine bereits eingetretene Schädigung.
- Bedrohung: Bezeichnet eine Schädigung oder einen Verlust, die noch nicht eingetreten, sondern antizipiert werden.
- Herausforderung: Im Vergleich zur negativen Bewertung als Bedrohung, bei der die potenzielle Schädigung hervorgehoben wird, erfolgt die Bewertung hier als eine zwar „schwer erreichbare, vielleicht risikoreiche, aber mit positiven Folgen verbundene Meisterung oder als Nutzen" (Lazarus/Launier 1981: 236).

In welcher Form die Bewertung vorgenommen wird, hängt unter anderem von den individuellen Überzeugungen über die vorhandenen Bewältigungsressourcen ab. Diese Ressourcen stehen auch im Mittelpunkt der sekundären Bewertung. In diesem Rahmen werden die Bewältigungsressourcen sowie -möglichkeiten (psychische, soziale, physische und materielle) evaluiert (siehe auch Abbildung 2). Diese Prozesse finden nicht immer bewusst statt, sie können aber die primäre Bewertung beeinflussen. Ein Ereignis, welches in der sekundären Bewertung als gut zu bewältigen eingestuft wird, wird nicht als Bedrohung bewertet. Es handelt sich somit um interaktive Bewertungsprozesse mit unterschiedlichen Schwerpunkten (Lazarus/Launier 1981: 238-239; Bamberg et al. 2012: 11).

Auch in Anlehnung an das beschriebene Stressmodell sind Herausforderungen zunächst neutral zu betrachten. Erst in Abhängigkeit von der individuellen (sekundären) Bewertung kann diese als positiv angesehen werden, wenn die notwendigen Bewältigungsressourcen vorhanden sind. Erfolgt eine negative Bewertung und fehlen die notwendigen Ressourcen bzw. Handlungsstrategien, können Herausforderungen als Belastungen betrachtet werden, die die Gesundheit negativ beeinflussen können.

4.3 Das Modell der beruflichen Gratifikationskrisen

Der zentrale Aspekt des von Johannes Siegrist entwickelten Modells ist ein Missverhältnis zwischen Verausgabung und Belohnung (siehe Abbildung 3) am Arbeitsplatz, welches negative Folgen nach sich ziehen kann. Erfährt ein Arbeitnehmer, der sich seiner Einschätzung nach stark verausgabt, keine als angemessen wahrgenommene Belohnung, entsteht eine sogenannte Gratifikationskrise. Dabei sind drei Ebenen der leistungsbezogenen Belohnung (= Gratifikation) zu unterscheiden:

- Ökonomische Ebene: Finanzielle Belohnung in Form von Lohn/Gehalt
- Ebene der Statuskontrolle: Beruflicher Aufstieg oder Arbeitsplatzsicherheit
- Sozioemotionale Ebene: Anerkennung, Wertschätzung und positive Rückmeldungen aus dem beruflichen Umfeld.

Die erbrachte Leistung und die erhaltene Belohnung sollen dabei in einem ausgewogenen Verhältnis stehen (= Prinzip der Reziprozität).

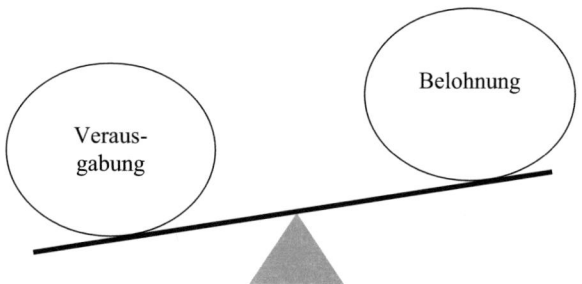

**Abbildung 3: Modell der beruflichen Gratifikationskrisen;
eigene Darstellung (in Anlehnung an Siegrist 2005: 72)**

Stressreaktionen, die auf ein Ungleichgewicht zwischen diesen beiden Faktoren zurückzuführen sind, weisen meist eine besondere Intensität auf. Dies ist damit zu begründen, dass die Verletzung des grundlegenden Prinzips des gesellschaftlichen Zusammenlebens, die soziale Reziprozität, nur schwer zu bewältigen ist. In diesen Fällen ist auch mit negativen gesundheitlichen Folgen zu rechnen (Peter 2002: 389-390; Siegrist 2005: 71-72; Borgetto/Kälble 2007: 69-70; Mark/Smith 2012: 2-3). Jedoch ist selbst eine übersteigerte Verausgabungsneigung, die durch ein „stark ausgeprägtes Bedürfnis nach Kontrolle, Erfolg und Anerkennung in beruflichen Anforderungssituationen" (Siegrist 2005, S. 72) gekennzeichnet ist, dann unproblematisch, wenn die Gratifikation nach Einschätzung des Arbeitnehmers der erbrachten Leistung entspricht (Borgetto/Kälble 2007: 69). Es ist jedoch davon auszugehen, dass fast ein Viertel der Pflegenden, nach subjektiver Einschätzung, eine zu geringe Gratifikation für die erbrachten Leistungen erhält (Kluska et al. 2004: 121). Im Sinne dieses Modells kann demnach die erfahrene oder erwartete leistungsbezogene Belohnung als Ressource angesehen werden, die bei der individuellen Bewertung der erlebten Herausforderungen eine wesentliche Rolle spielt. Bei einer negativen Bewertung sind die Herausforderungen als Belastungen zu betrachten und möglicherweise mit negativen gesundheitlichen Folgen verbunden.

Zusammenfassend ist festzuhalten, dass Herausforderungen zunächst neutral zu betrachten sind. Werden die entsprechenden Situationen positiv bewertet und liegen die notwendigen Bewältigungsressourcen sowie eine hohe Kontrollmöglichkeit vor bzw. wird eine angemessene Gratifikation erwartet, können diese häufig gemeistert werden (siehe Abbildung 4). Erfolgt jedoch eine negative Bewertung, fehlen die Bewältigungsressourcen sowie die Kontrollmöglichkeiten und die angemessene Gratifikation, werden Herausforderungen zu Belastungen und bieten das Potenzial für verschiedenartige Gefährdungen. Im Kontext dieser Arbeit ist demzufolge umgekehrt davon auszugehen, dass die berichteten Belastungen immer auch Herausforderungen beinhalten.

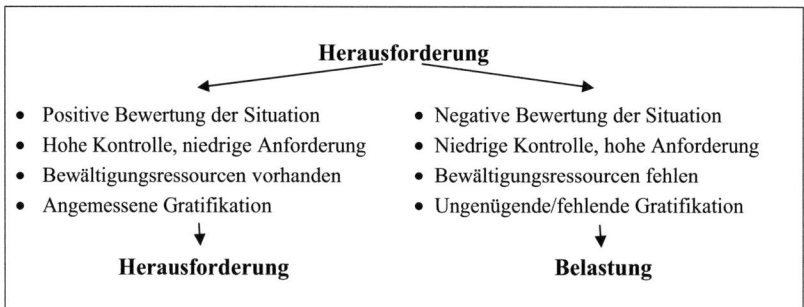

Abbildung 4: Wirkungsmechanismen zwischen Herausforderungen und Belastungen; eigene Darstellung

Abschließend muss jedoch nochmals betont werden, dass die bisher durchgeführten Untersuchungen ihren Schwerpunkt auf die allgemeinen *Belastungen* der Pflegenden gerichtet haben. Somit wurde implizit bereits durch die Fragestellung ein bestimmtes Verständnis von „Belastungen" vorausgesetzt und die Herausforderungen negativ bewertet. Eine Differenzierung anhand des Versorgungskonzeptes blieb ebenfalls in fast allen Fällen aus. Dies erscheint jedoch umso bedeutsamer, wenn berücksichtigt wird, dass die erhofften Effekte auf die herausfordernden Verhaltensweisen der BewohnerInnen nicht so eindeutig ausfallen, wie ursprünglich angenommen wurde. Zudem erscheint der quantitative Ansatz, der in den meisten Studien genutzt wurde, nicht geeignet, das *subjektive Erleben* der Pflegenden umfassend zu erheben. Schließlich wurden auch die positiven Aspekte nur selten miterfasst und nicht in dem Umfang berücksichtigt, der, entsprechend ihrer Bedeutung für die gesundheitliche Situation der Pflegenden, erforderlich erscheint. Demzufolge wird im Rahmen dieser qualitativen Arbeit erfragt, *welche Herausforderungen und welche positiven Aspekte Pflegende in der stationären Altenhilfe in einem segregativen bzw. integrativen Setting erleben.* Das Erkenntnisinteresse besteht insbesondere darin, zu ermitteln *ob sich die Herausforderungen in Abhängigkeit vom Versorgungskonzept unterscheiden und wenn ja, wie sie sich unterscheiden.* Hierdurch soll die Situation der Pflegenden stärker in den Fokus gerückt werden. Vor dem Hintergrund des bestehenden Fachkräftemangels sowie der gesundheitlichen Situation der Pflegenden erscheint dieser Perspektivenwechsel notwendig und angemessen. Die Ergebnisse können dazu beitragen die Situation der Pflegenden zu verbessern, ohne dabei die Bedürfnisse der Bewohner zu vernachlässigen.

5 Darstellung des methodischen Vorgehens

Wie bereits verdeutlicht wurde, können für Pflegende in der stationären Altenhilfe verschiedenartige Herausforderungen resultieren. Um den gesamten Umfang und die Komplexität der erlebten Herausforderungen erfassen zu können, ist ein offenes, qualitatives Vorgehen notwendig (Polit et al. 2004: 211; Flick 2011: 27). Zudem können, in Abgrenzung zu quantitativen Forschungsverfahren, die subjektiven Sichtweisen und das persönliche Erleben der Pflegenden mit einem qualitativen Verfahren nachvollzogen werden (Strauss/Corbin 1996: 4-5; Flick 2001: 29; Helfferich 2011: 21). Da organisatorische bzw. institutionelle Zusammenhänge im Fokus der Betrachtung stehen, die „mit dem Lebenszusammenhang der darin agierenden Personen gerade nicht identisch" sind (Meuser/Nagel 2005: 72-73), wurde für die Datenerhebung die Form des Experteninterviews gewählt. Diese Interviewform ist darüber hinaus dazu geeignet, die umfangreichen Wissensbestände der Expertinnen und Experten aufzudecken und zu rekonstruieren (Müller-Mundt 2002: 269). Beruflich Pflegende können als Experten betrachtet werden, da sie im Zusammenhang mit dem Erkenntnisinteresse über spezifisches Wissen verfügen (Liebold/Trinczek 2009: 33; Przyborski/Wohlrab-Sahr 2010: 131-132) und ein detailliertes Wissen über Gesetzmäßigkeiten und Routinen in den jeweiligen Institutionen verfügen (Müller-Mundt 2002: 269; Liebold/Trinczek 2009: 35).

Da sich jedoch die subjektiven Erfahrungen der Pflegenden in leitfadengestützten Interviews, das einem ‚Frage-Antwort-Schema' folgt, ggf. nicht vollumfänglich erfassen lassen (Flick 2011: 227), wurden ebenfalls narrative Anteile berücksichtigt. Insbesondere die Eingangsfrage soll eine erzählende Passage generieren und den Zugang zur Erfahrungswelt der InterviewpartnerInnen eröffnen (Hermanns 1992: 119; Flick 2011: 228). Dieses Vorgehen sollte sicherstellen, dass sowohl das spezifische Wissen der Expertinnen und Experten als auch deren subjektives Erleben in angemessenem Umfang erhoben werden können.

Interviewleitfaden

Für die Durchführung dieser Interviews wurde zunächst ein Leitfaden (siehe Anhang) entwickelt, der die in Tabelle 3 dargestellten Themenkomplexe umfasst.

Interviewphase	Themenkomplex
Erzählungsgenerierende Eröffnungsfrage	Herausforderungen, die im Rahmen der täglichen Arbeit erlebt werden
Nachfragephase I	Immanente Nachfragen, die sich auf Besonderheiten oder Lücken in den Erzählungen der Eröffnungsphase beziehen
Nachfragephase II	Herausforderungen im Zusammenhang mit der direkten Pflege
	Herausforderungen im Zusammenhang mit der Pflege von Menschen mit Demenz unter Berücksichtigung des jeweiligen Settings
	Subjektives Erleben der Herausforderungen
	Ressourcen und positive Effekte im Zusammenhang mit der täglichen Arbeit
Abschluss	Fragen zur Berufsbiografie und Institution

Tabelle 3: Themenkomplexe des eingesetzten Interviewleitfadens

Der Einsatz eines Leitfadens wird in der qualitativen Forschung durchaus kontrovers diskutiert, da durch die Strukturierung der Interviewsituation die Offenheit im Vorgehen beeinträchtigt werden kann (Stigler/Felbinger 2005: 129). Aufgrund der teilweise knappen zeitlichen Ressourcen der InterviewpartnerInnen war ein strukturiertes Vorgehen dennoch notwendig und wünschenswert, um weniger ergiebige Themen von vornherein ausschließen zu können (Flick 2011: 216). Zudem wird für die InterviewpartnerInnen durch den Leitfaden deutlich, dass bereits eine Auseinandersetzung mit der Thematik stattgefunden hat. Hierdurch kann der Status als ‚Ko-Experte' gestärkt und der Eindruck eines inkompetenten Gesprächspartners vermieden werden (Müller-Mundt 2002: 274; Stigler/Felbinger 2005: 130). Letztlich stellt der Interviewleitfaden auch nicht zwingend einen Widerspruch zum geforderten offenen Vorgehen dar. Vielmehr ermöglicht er zu Beginn ein regelgeleitetes Vorgehen, welches im weiteren Interviewverlauf „die Basis für die geforderte Offenheit und Flexibilität der Gesprächsführung bildet" (Stigler/Felbinger 2005: 130). Die formulierten Fragen wurden sowohl auf ihre theoretische Relevanz als auch auf ihre lebensweltliche Bedeutung für die InterviewpartnerInnen überprüft. Hierdurch sollte sichergestellt werden, dass die Fragen für den Untersuchungsgegenstand von Bedeutung sind und von den Interviewpartnerinnen und -partnern beantwortet werden können (Stigler/Felbinger 2005: 130-131). Zur Überprüfung der Relevanz der Fragen und der Anwendbarkeit und Handhabbarkeit des Leitfadens wurden im Rahmen eines Pretests jeweils einer bzw. einem Pflegenden aus dem segregativen bzw. integrativen Setting durchgeführt. Hierdurch konnten unverständliche Formulierungen aufgedeckt, Brüche im Gesprächsverlauf erkannt und der Leitfaden entsprechend überarbeitet werden.

Erschließung des Feldes

Die Erschließung des Feldes erfolgte ausschließlich über persönliche Kontakte. Bei der Auswahl der Expertinnen und Experten wurde darauf geachtet, dass die Personen seit mindestens einem Jahr im jeweiligen Setting tätig sind. Hierdurch sollte sichergestellt sein, dass die Pflegenden die jeweiligen Herausforderungen umfassend beurteilen können und dass die wahrgenommenen Herausforderungen nicht auf eine möglicherweise noch andauernde Einarbeitungsphase zurückzuführen sind. Des Weiteren sollte ein ausgewogenes Verhältnis von Pflegenden im segregativen und integrativen Setting erreicht werden und die InterviewpartnerInnen sollten über vergleichbare Qualifikationen verfügen, um einerseits eine bestmögliche Vergleichbarkeit zu gewährleisten und andererseits eine Kontrastierung zu ermöglichen. Außerdem sollten alle Pflegenden in unterschiedlichen Einrichtungen tätig sein, um möglichst verschiedenartige Faktoren und Aspekte berücksichtigen zu können. Bei der ersten Kontaktaufnahme erhielten die zehn ausgewählten Pflegenden eine kurze Beschreibung des Forschungsvorhabens. Im Anschluss stellten sich alle angesprochenen Personen für ein Interview zur Verfügung. Zwei weitere Expertinnen bzw. Experten, die von Kolleginnen und Kollegen von diesem Forschungsvorhaben erfahren haben, stellten sich kurzfristig ebenfalls für ein Interview zur Verfügung. Aufgrund der eingeschränkten zeitlichen Ressourcen wurde mit diesen Personen zunächst vereinbart, dass sie im Bedarfsfall kontaktiert werden. Da nach den geplanten Interviews bereits eine Sättigung der Daten erreicht war, wurde von diesem Angebot kein Gebrauch gemacht und die Interessenten zeitnah darüber informiert.

Sampling und Setting

Auf Grundlage der im Rahmen der Interviews erhobenen soziodemografischen Daten sowie den Angaben zur Berufsbiografie werden die wesentlichen Charakteristika der InterviewpartnerInnen, unter Angabe des zur Anonymisierung verwendeten Codes, vorgestellt. Da neben den individuellen Vorerfahrungen sowie der subjektiven Bewertung auch das jeweilige Setting die wahrgenommenen Herausforderungen beeinflussen kann, werden darüber hinaus auch die Einrichtungen, in denen die InterviewpartnerInnen tätig sind, kurz vorgestellt.

Im segregativen Setting wurden die folgenden Personen befragt:

Seg-1 ist Altenpflegerin, 39 Jahre alt und hat Weiterbildungen zur Praxisanleiterin sowie zur gerontopsychiatrischen Fachkraft absolviert. Sie ist seit ca. 12 Jahren mit einer 100%-Stelle auf einem gerontopsychiatrischen Wohnbereich mit 30 Bewohnerinnen und Bewohnern und zwei Tagespflegeplätzen tätig.

Seg-2 ist Alten- und Krankenpflegehelferin, 22 Jahre alt und hat bisher keine Weiterbildung abgeschlossen. Sie ist seit ca. zwei Jahren mit einer 75%-Stelle auf einem gerontopsychiatrischen Wohnbereich mit 37 Bewohnerinnen und Bewohnern tätig.

Seg-3 ist Altenpflegerin, 46 Jahre alt und hat bisher keine Weiterbildungen abgeschlossen. Sie ist seit ca. fünf Jahren mit einer 100%-Stelle in einer Hausgemeinschaft für 14 Bewohnerinnen und Bewohnern tätig.

Seg-4 ist Pflegehelfer und Altenpflegeschüler, 42 Jahre alt und hat bisher keine Weiterbildungen abgeschlossen. Er ist seit fast zwei Jahren mit einer 100%-Stelle auf einem gerontopsychiatrischen Wohnbereich mit 21 Bewohnerinnen und Bewohnern tätig.

Seg-5 ist Altenpflegerin, 29 Jahre alt und hat eine Weiterbildung zur Praxisanleiterin absolviert. Sie ist seit etwas mehr als einem Jahr mit einer 75%-Stelle auf einem gerontopsychiatrischen Wohnbereich mit 24 Bewohnerinnen und Bewohnern tätig.

Im integrativen Setting konnten die folgenden Personen interviewt werden:

Int-1 ist Altenpfleger, 33 Jahre alt und hat bisher keine Weiterbildungen abgeschlossen. Er ist seit ca. fünf Jahren mit einer 100%-Stelle auf einem Wohnbereich mit insgesamt 31 Bewohnerinnen und Bewohnern tätig. Hiervon ist etwa die Hälfte demenziell erkrankt.

Int-2 ist Altenpflegerin, 40 Jahre alt und hat Weiterbildungen zur Praxisanleiterin sowie zur Palliativfachkraft absolviert. Sie ist seit ca. 17 Jahren mit einer 90%-Stelle auf einem Wohnbereich mit insgesamt 28 Bewohnerinnen und Bewohnern tätig. Hiervon ist etwa ein Drittel demenziell erkrankt.

Int-3 ist Altenpfleger, 65 Jahre alt und hat eine Weiterbildung zum Heimleiter absolviert. Er ist seit ca. 20 Jahren mit einer 100%-Stelle in der von ihm selbst geführten Einrichtung mit 17 Bewohnerinnen und Bewohnern (auch in der Pflege) tätig. Hiervon ist max. ein Viertel demenziell erkrankt.

Int-4 ist Altenpflegerin, 50 Jahre alt und hat eine Weiterbildung zur Praxisanleiterin sowie Weiterbildungen im Bereich Kinästhetik absolviert. Sie ist seit fast sechs Jahren mit einer 70%-Stelle auf einem Wohnbereich mit 24 Bewohnerinnen und Bewohnern tätig. Hiervon ist etwa die Hälfte demenziell erkrankt.

Int-5 ist Altenpflegerin, 49 Jahre alt und hat eine Weiterbildung zur Praxisanleiterin absolviert. Sie ist seit ca. sechs Jahren mit einer 100%-Stelle auf einem Wohnbereich mit 24 Bewohnerinnen und Bewohnern tätig. Hiervon sind etwa drei Viertel demenziell erkrankt.

Datenerhebung

Die konkrete Terminabsprache für die Datenerhebung gestaltete sich zum Teil, insbesondere aufgrund der Dienstpläne der InterviewpartnerInnen, schwierig. Dennoch konnten innerhalb weniger Tage alle Termine vereinbart werden. Da keine kurzfristigen Absagen oder sonstigen Schwierigkeiten aufgetreten sind, konnten alle zehn Interviews im März 2013 durchgeführt werden. Auf Wunsch der InterviewpartnerInnen wurden die Interviews in fast allen Fällen in der jeweiligen Privatwohnung der InterviewpartnerInnen durchgeführt. Nur in einem Fall wurde auf einen Besprechungsraum am Arbeitsplatz der Interviewpartnerin zurückgegriffen, da das Gespräch direkt nach Dienstende stattfand. Die Interviews wurden mit Zustimmung der InterviewpartnerInnen in digitaler Form aufgenommen, nachdem die Expertinnen und Experten über den Schutz der persönlichen Daten sowie die damit einhergehende Anonymisierung der gewonnenen Informationen informiert wurden. Insbesondere für die Beantwortung der Eingangsfrage wurde den InterviewpartnerInnen ausreichend Zeit eingeräumt. Zudem wurden Unterbrechungen durch Rückfragen vermieden, wodurch längere narrative Passagen ermöglicht werden sollten (Przyborksi/Wohlrab-Sahr 2010: 219). Das Material umfasst insgesamt ca. 6,5 Stunden, wobei die Interviews mit Pflegenden aus dem integrativen Setting durchschnittlich etwa 50 Minuten und mit Pflegenden aus dem segregativen Setting im Durchschnitt ungefähr 29 Minuten dauerten. Während des Interviews wurden zudem handschriftliche Notizen zum Interviewverlauf angefertigt und wesentliche Aussagen für notwendige Rückfragen festgehalten. Unter Rückgriff auf diese Notizen konnten immanente Nachfragen gestellt werden, durch die der Detaillierungsgrad der Antworten erhöht werden sollte. Hierfür wurden unter anderem Beispiele oder Beschreibungen von berufstypischen Situationen erbeten sowie Themenbereiche, die nur kurz angesprochen wurden, ohne sie weiter zu konkretisieren, tiefer gehend hinterfragt (Przyborski/Wohlrab-Sahr

2010: 136). Darüber hinaus bildeten die Notizen die Grundlage für Interviewprotokolle, welche direkt im Anschluss an die Gespräche angefertigt wurden. Hierin wurden unter anderem Beobachtungen zur Interviewsituation, zur Gesprächsatmosphäre oder auch zu Gesprächsinhalten vor und nach der Aufnahme des Gesprächs festgehalten. Diese Kontextinformationen flossen ebenfalls in die Auswertung mit ein.

Datenaufbereitung und Transkription
Bei der Datenaufbereitung sind die Genauigkeit und der Umfang der Transkription eine der zentralen Fragen und oft nicht unumstritten (Müller-Mundt 2002: 277; Meuser/Nagel 2005: 83; Liebold/Trinczek 2009: 41). Obwohl Experteninterviews häufig nicht mehr vollständig transkribiert werden (Müller-Mundt 2002: 277; Meuser/Nagel 2005: 83), wurde im Rahmen dieser Ausarbeitung von allen Interviews ein Volltranskript erstellt, da die Gespräche eine Fülle an relevanten Informationen enthielten und in diesem Fall eine ausführlichere Transkription sinnvoll erschien (Meuser/Nagel 2005: 83; Bortz/Döring 2006: 312). Im Zusammenhang mit dem Untersuchungsgegenstand sind auch emotionale Aspekte bedeutsam. Deshalb wurden unter anderem Pausen vermerkt (Schmidt 1997: 546) und in besonderer Art betonte bzw. leise gesprochene Textpassagen kenntlich gemacht. Die ersten Interviews wurden sehr zeitnah transkribiert, um auf diesem Weg den Leitfaden auch nochmals auf seine Anwendbarkeit hin überprüfen und bei Bedarf anpassen zu können (Müller-Mundt 2002: 277; Stigler/Felbinger 2005: 132), was jedoch auf Grundlage der gewonnenen Daten nicht als notwendig erachtet wurde. Zudem konnten durch die zeitnahe Transkription die eigene Interviewführung reflektiert und die hierbei gewonnenen Erkenntnisse bei den folgenden Interviews berücksichtigt werden.

Für die Transkription der Interviews wurden die Grundregeln von Küsters (2009: 73-74) berücksichtigt und sowohl sprachliche als auch nichtsprachliche Äußerungen (zum Beispiel Husten oder Seufzen) und Pausen transkribiert. Auch wenn die Interviews in Bayern durchgeführt wurden, erfolgte die Transkription des Materials in Schriftdeutsch. Hiervon wurde nur dann abgewichen, wenn dialektsprachliche Passagen eine besonders hohe Aussagekraft für den Untersuchungsgegenstand besaßen und entsprechend interpretiert werden sollten (Holtgrewe 2009: 62). Ein weiteres wesentliches Element der Transkription stellt die Anonymisierung der

Daten vor (Flick 2011: 380; Küsters 2009: 75). Hierfür wurden neben den Namen der InterviewpartnerInnen auch Informationen zum Arbeitgeber sowie Namen von Kolleginnen und Kollegen oder von Bewohnerinnen und Bewohnern entfernt, um keine Rückschlüsse auf die InterviewpartnerInnen zu ermöglichen (Bortz/Döring 2006: 313; Küsters 2009: 76).

Interviewauswertung

Die Auswertung der Interviews erfolgte in Anlehnung an die von Schmidt (1997 und 2009) beschriebene Auswertungstechnik für Leitfadeninterviews. Hierbei wurden die folgenden Schritte berücksichtigt: die Bildung von Auswertungskategorien auf Grundlage von identifizierten Schlagworten, der Erstellung eines Auswertungsleitfadens und das anschließende Codieren des Materials (Schmidt 2009: 448). Den Ausgangspunkt stellte eine intensive Auseinandersetzung mit dem erhobenen Material dar. Der hierfür als notwendig erachtete hohe ‚Genauigkeitsgrad' der Transkripte (Schmidt 2009: 448-449) kann durch die durchgängige Erstellung von Volltranskripten und die bereits erwähnte Berücksichtigung einheitlicher Transkriptionsregeln als gegeben angesehen werden. Im Rahmen dieser Auseinandersetzung wurde das Material mit Schlagworten versehen, um es „ordnen und thematisch zusammenfassen zu können" (Schmidt 1997: 547). Dabei wurde der offenen Herangehensweise qualitativer Interviews dadurch Rechnung getragen, dass nicht die Formulierungen aus den Fragestellungen übernommen wurden, sondern viel mehr die von den Interviewpartnerinnen und -partnern verwendeten Begriffe als Schlagworte herangezogen wurden (Schmidt 2009: 449). So wurden beispielsweise für das Zitat

„Zum Beispiel einfach jetzt die Bewohner, weil die herausforderndes Verhalten haben. Das ist minütlich eine Herausforderung, weil wir haben jetzt echt ganz krasse Bewohner." (Seg-1, Z: 7-9)

die Schlagworte „herausforderndes Verhalten" und „krasse Bewohner" gewählt. Die Vergabe der Schlagworte erfolgte somit, wie beschrieben, sehr nahe am Text und unter Rückgriff auf die verwendeten Begrifflichkeiten der Interviewpartnerin.

Die Arbeitsweise wurde aber auch immer wieder hinsichtlich der betrachteten Textstellen reflektiert. Hierdurch sollte sichergestellt werden, dass nicht nur die Textpassagen mit Schlagworten versehen wurden, die die eigenen Vorannahmen bestätigen. Stattdessen konnte durch das wiederholte Lesen der Transkripte – und der damit einhergehenden vertiefenden Auseinandersetzung mit den Inhalten – in bestmöglicher

Weise sichergestellt werden, dass auch die Textstellen erfasst wurden, die nicht mit den angestellten Vorüberlegungen übereinstimmen (Schmidt 2009: 450), sondern diesen ggf. auch widersprechen. Im darauf folgenden Schritt wurden die Schlagworte zu übergeordneten Themen, den sogenannten Auswertungskategorien, verdichtet. Um auch hier dem Grundsatz der Offenheit qualitativer Forschung zu folgen, wurden diese Kategorien nicht vor der Auswertung festgelegt, sondern aus dem Material abgeleitet. Vorgefertigte Auswertungskategorien hätten sich in der Art negativ auswirken können, dass sie es nicht ermöglicht hätten, neue und unerwartete Aspekte im Material aufzudecken (Schmidt 1997: 548). Die auf diese Weise entwickelten Auswertungskategorien wurden anschließend in einen Codierleitfaden überführt und nochmals kontrolliert. Eine Erweiterung des Leitfadens, beispielsweise weil sich relevante Textstellen keiner Auswertungskategorie zuordnen lassen, wurde nicht notwendig (Schmidt 1997: 551). Daher wurde im letzten Arbeitsschritt, dem Codieren, das Datenmaterial unter Zuhilfenahme des Codierleitfadens den Auswertungskategorien zugeordnet. Hierbei wurden alle Textpassagen ermittelt, die sich der entsprechenden Kategorie zuordnen lassen konnten, das heißt, der Sinngehalt der Aussagen wurde hinterfragt, um auf diesem Weg eine möglichst objektive Zuordnung zu gewährleisten. Folglich fand auch keine Beschränkung auf die Stellen statt, „in denen auf die der Kategorie entsprechenden Leitfaden-Fragen geantwortet" wurde (Schmidt 1997: 557). Dieser Arbeitsschritt wurde für jede Kategorie einzeln durchgeführt, da die „Codierung unter einer Kategorie [...] so unabhängig wie möglich von den anderen Kategorien erfolgen und im Material begründet sein" soll (Schmidt 1997: 558). So wurde beispielsweise das bereits angeführte Zitat (Seg-1, Z: 7-9) mit den Schlagworten „herausforderndes Verhalten" und „krasse Bewohner" der Kategorie „Herausforderungen durch BewohnerInnen" zugeordnet. Diese Kategorie konnte als Oberbegriff für diverse Aussagen, die in Zusammenhang mit den Bewohnerinnen und Bewohnern stehen, identifiziert werden.

Abschließend wurde das codierte Material unter bestimmten, aus dem Erkenntnisinteresse abgeleiteten, Fragestellungen interpretiert (siehe Kapitel 6). Diese Interpretationen wurden am Text belegt, womit auch eine genaue ‚Quellendokumentation' unabdingbar war (Schmidt 1997: 563).

Gütekriterien

Die sorgfältige Dokumentation der Quellen war darüber hinaus auch für die Verbesserung der Reliabilität notwendig. Der Anwendung von Gütekriterien wurde in der qualitativen Forschung lange Zeit keine besondere Aufmerksamkeit geschenkt (Mayer et al. 2007: 115). Demzufolge ist bislang nicht hinreichend geklärt, welche Kriterien für die Beurteilung qualitativer Forschung geeignet sind (Mayer et al. 2007: 115; Steinke 2009: 319; Flick 2011: 487). Im Rahmen dieser Ausarbeitung wurde auf die Anwendung der klassischen Kriterien verzichtet, da sie auf qualitative Arbeiten nur bedingt anwendbar sind. Stattdessen erhebt die Untersuchung, welche dieser Ausarbeitung zugrunde liegt, den Anspruch, den Bedingungen der von Mayer et al. (2007: 115-116) beschriebenen ,reformulierten klassischen Kriterien' zu genügen. Durch eine exakte und einheitliche Transkription des Datenmaterials sowie durch „die genaue Kennzeichnung von wörtlich wiedergegebenen Aussagen in Abhebung von Zusammenfassungen und Paraphrasierungen" (Mayer et al. 2007: 115) soll eine gute Reliabilität ermöglicht werden. Die Validität wurde dadurch gesichert, dass die InterviewpartnerInnen, insbesondere im Rahmen der sehr offen gestalteten Eingangsfrage, die Möglichkeit erhielten, ihre eigenen Sichtweisen darzulegen. Auf diesem Weg sollten Verzerrungen weitestgehend vermieden werden (Bortz/Döring 2006: 327; Mayer et al. 2007: 115-116).

Ethische Erwägungen

In der Vorbereitung und Durchführung des Forschungsvorhabens wurden auch ethische Aspekte reflektiert. Bei Pflegenden handelt es sich zwar um keine besonders vulnerable Gruppe, die eines besonderen Schutzes bedarf (Polit et al. 2004: 106; Flick 2011: 56), die Beachtung ethischer Richtlinien erscheint dennoch generell und auch in diesem speziellen Fall bedeutsam. Einerseits wurden die InterviewpartnerInnen zu Situationen befragt, die sie evtl. als psychisch belastend erlebt haben. Andererseits musste auch der Umgang mit dem Datenmaterial vor dem Hintergrund ethischer Aspekte hinterfragt werden, da hierbei durchaus kritische Anmerkungen zu den jeweiligen Institutionen oder zu Kolleginnen und Kollegen geäußert wurden. Aus diesen Gründen hatten die Befragten beispielsweise jederzeit die Möglichkeit frei über ihre Teilnahme an einem Interview zu entscheiden und wurden im Vorfeld darüber informiert, dass sie das Gespräch jederzeit ohne negative Konsequenzen abbrechen können. Persönliche Fragen wurden taktvoll gestellt und die InterviewpartnerInnen wurden ausdrücklich darauf hingewiesen, dass sie zu jedem Zeitpunkt Fragen ohne Begründung unbeantwortet lassen können. Selbstverständlich wurde auch das Recht auf Privatsphäre beachtet. Insbesondere der Anonymität der InterviewpartnerInnen wurde hierbei eine große Bedeutung beigemessen, um den Befragten gewährleisten zu können, dass Rückschlüsse auf die jeweiligen Personen ausgeschlossen sind.

Die unter Rückgriff auf die beschriebene Methodik gewonnenen Erkenntnisse werden im nachfolgenden Kapitel dargestellt und interpretiert.

6 Ergebnisdarstellung: Herausforderungen durch BewohnerInnen und das erweiterte soziale System

Durch die Auswertung des erhobenen Datenmaterials konnten verschiedene Kategorien identifiziert werden. Hierbei sind teilweise deutliche Unterschiede zwischen den beiden Settings ersichtlich, welche in diesem Kapitel ausführlich dargestellt werden sollen. Um eine schnelle Orientierung zu ermöglichen, erfolgt in Tabelle 4 zunächst eine kurze Vorstellung der ermittelten Kategorien.

Kategorie	Kurzbeschreibung
Herausforderungen durch die BewohnerInnen	Herausforderungen, die in Zusammenhang mit den Bewohnerinnen und Bewohnern bzw. mit deren Verhaltensweisen stehen
Herausforderungen durch das erweiterte soziale System	Herausforderungen, die in Zusammenhang mit den Angehörigen der BewohnerInnen sowie mit den Kolleginnen und Kollegen bzw. den Vorgesetzten stehen
Herausforderungen durch den Personalmangel	Herausforderungen, die in direktem Zusammenhang mit einem wahrgenommenen Personalmangel stehen
Weitere Herausforderungen durch die Arbeitsaufgabe	Herausforderungen aus der Arbeitsaufgabe, die in keinem unmittelbaren Zusammenhang mit den Bewohnerinnen und Bewohnern stehen (beispielsweise administrative oder pflegefremde Tätigkeiten)
Herausforderungen durch zeitliche Aspekte	Herausforderungen durch zeitliche Aspekte die nicht direkt durch den Personalmangel verursacht werden (beispielsweise Wechselschichten, Dienstdauer oder mangelnde Freizeit)
Herausforderungen durch institutionelle sowie gesellschaftliche / politische und Rahmenbedingungen	Herausforderungen, die durch institutionelle (zum Beispiel festgefahrene Strukturen) sowie gesellschaftliche oder politische Rahmenbedingungen verursacht werden, wie beispielsweise die mangelnde Wertschätzung des Pflegeberufs oder gesetzliche Anforderungen an die Pflegedokumentation
(Gesundheitliche) Auswirkungen der Herausforderungen	Sowohl gesundheitliche Auswirkungen der Herausforderungen wie zum Beispiel häufigere Erkrankung oder Schmerzen als auch sonstige Auswirkungen (beispielsweise körperliche Erschöpfung, Stress oder Nervosität)
Coping	Bewältigungsstrategien der Pflegenden, die dazu beitragen die Herausforderungen positiv bzw. als nicht belastend zu bewerten
Ressourcen	Wahrgenommene Ressourcen, die die Bewältigung der Herausforderungen positiv unterstützen
Positive Aspekte	Positive Aspekte die im Rahmen der täglichen Arbeit wahrgenommen und als Belohnung verstanden werden

Tabelle 4: Identifizierte Kategorien

Eine Kontrastierung ist nicht bei allen ermittelten Kategorien durchführbar, da teilweise nur marginale oder gar keine Unterschiede festgestellt werden konnten. Aus diesem Grund liegt der Fokus des folgenden Abschnittes auf den Kategorien, bei denen, in Abhängigkeit vom jeweiligen Setting, abweichende Erkenntnisse gewonnen werden konnten. Die Inhalte der weiteren Kategorien werden im Rahmen der Diskussion in Kapitel 7 ebenfalls aufgegriffen und in den bisherigen Forschungsstand eingeordnet.

6.1 Herausforderungen durch die BewohnerInnen

Die Herausforderungen, die aus der direkten Arbeit mit den Bewohnerinnen und Bewohner resultieren, können in körperliche und psychische Herausforderungen unterteilt werden. Ein Interviewpartner aus dem integrativen Setting konkretisiert dies sehr eindrucksvoll:

> *Die Herausforderung, äh die erste Herausforderung ist die psychische Belastung. Weil, ähm die Menschen, ja, es wird in der Regel recht wenig Wert auf die psychische Verfassung gelegt. Der Mensch besteht ja aus drei Teilen: Körper, Seele, Geist, also Körper, Verstand und Gefühl. Und die gefühlsmäßige Ebene ist die, die in der Regel am belastendsten ist weil man sich aus dem Gefühl nicht 100% heraushalten kann (..) Äh, die körperliche Belastung ist eigentlich zweitrangig, weil äh da gibt es Hilfsgeräte die man einsetzen kann und wo man die körperliche Belastung reduzieren kann. Aber die psychische Belastung, die ist permanent vorhanden. (Int-3, Z: 5-12)*

Diese Aussage beinhaltet verschiedene relevante Aspekte. So werden die Herausforderungen zunächst in körperliche und psychische Herausforderungen klassifiziert. Darüber hinaus werden diese auch mit dem Ergebnis bewertet, dass psychische Herausforderungen, im Vergleich zu den körperlichen Herausforderungen, als bedeutsamer eingestuft werden. Maßgeblich hierfür ist die Annahme, dass körperliche Herausforderungen durch die Inanspruchnahme von entsprechenden Hilfsmitteln gut bewältigt werden können. Im Gegensatz hierzu stehen Pflegende bei den psychischen Herausforderungen zwei wesentlichen Problemen gegenüber: Zum einen ist die Arbeit in der stationären Altenhilfe immer mit Emotionen verbunden. Zum anderen wird der psychischen Verfassung zu wenig Aufmerksamkeit geschenkt, woraus gefolgert werden kann, dass weniger Hilfen für die Bewältigung der entsprechenden Herausforderungen zur Verfügung stehen oder dass diese nicht im notwendigen Umfang in Anspruch genommen werden.

Die Einschätzung, dass die körperlichen Herausforderungen bei der Arbeit mit den Bewohnerinnen und Bewohnern durch den Einsatz entsprechender Hilfsmittel bewältigt werden können, wird auch durch andere InterviewpartnerInnen bestätigt. Zudem ist festzustellen, dass die körperlichen Herausforderungen von den Pflegenden im segregativen Setting gar nicht thematisiert werden, wodurch auch in diesem Bereich eine geringere Bedeutsamkeit unterstellt werden kann. Bei den psychischen Herausforderungen lassen sich hingegen zum Teil gewichtige Unterschiede feststellen. Bei den Interviewpartnerinnen und -partnern aus dem segregativen Setting stehen die herausfordernden Verhaltensweisen der BewohnerInnen deutlich im Vordergrund und werden daher im Folgenden ausführlich thematisiert:

> *Zum Beispiel einfach die Bewohner, weil die herausforderndes Verhalten haben. Das ist minütlich eine Herausforderung, weil wir haben jetzt echt ganz **krasse** Bewohner, einfach gesagt. (Seg-1, Z: 7-9)*

Durch die zugrunde liegende demenzielle Erkrankung der BewohnerInnen resultieren Herausforderungen, die dauerhaft präsent sind und bewältigt werden müssen. Da die Interviewpartnerin äußert, dass sie „*jetzt echt ganz krasse Bewohner*" versorgen muss, hat sich scheinbar eine Veränderung vollzogen. So kann vermutet werden, dass sich die Klientel im segregativen Setting im Gegensatz zu früher in der Form verändert hat, dass die BewohnerInnen heute ‚krassere' Verhaltensauffälligen aufweisen als früher. Die konkreten Herausforderungen, die aus diesen Verhaltensweisen resultieren, sind sehr vielschichtig. So wird beispielsweise die Kommunikation mit den Bewohnerinnen und Bewohnern als schwierig erlebt:

> *Also schwierig in dem Sinne, zum Beispiel haben wir jetzt einen Neuen gekriegt, das ist der Herr P., das ist ein Italiener und spricht halt italienisch in seiner Demenz. [...] Äh, konfabuliert und hat auch das Verständnis oft nicht mehr. Also er wirft einfach Wörter in den Raum, versteht Dich dann aber nicht wenn Du versucht halt mit ihm zu kommunizieren. Egal in was für einer Sprache, englisch, deutsch, italienisch, die er halt beherrscht hat - mal. Und lässt sich halt dann net versorgen, weißt Du. (Seg-1, Z: 22-29)*

Die Pflegenden im segregativen Setting sehen sich demnach mit der Herausforderung konfrontiert, dass sich die BewohnerInnen aufgrund ihrer Demenzerkrankung nicht mehr adäquat ausdrücken können. Zudem geht das Sprachverständnis verloren, wodurch die Kommunikation weiter erschwert wird. Die Situation wird jedoch noch diffiziler, da eine Einflussnahme auf dieses Verhalten – und somit eine Bewältigung der Herausforderung –

auch durch Kommunikationsversuche in verschiedenen Sprachen nicht möglich erscheint. In der Folge kommt es dazu, dass die BewohnerInnen die Versorgung ablehnen und die Pflegenden ihren Arbeitsauftrag nicht erfüllen und eine angemessene Versorgung ggf. nicht sicherstellen können. Das Ablehnen der Versorgung – und somit der Hilfe der Pflegenden – wird jedoch nicht ausschließlich durch die eingeschränkte Kommunikation verursacht. Vielmehr tritt dieses Verhalten in bestimmten Phasen immer wieder auf und kann somit im segregativen Setting als typische Herausforderung im Umgang mit den demenziell erkrankten Bewohnern betrachtet werden:

> *Dann hast Du die Dienstübergabe, hast dann Deine Grundpflege die Du bei den Bewohnern durchführst. Wobei Du da schon den ersten Knackpunkt hast. Du musst erstmal versuchen die Leute aus dem Bett zu kriegen. Bei den Dementen ist es ja vielmals so, die haben Tage da gehts denen gut, da hüpfen die Dir entgegen und springen Dir aus dem Bett. Aber dann gibts auch Tage, dann haben die wie so ne, wie soll ich sagen, so ne depressive Phase. Da ist alles grau und aufstehen nein, essen nein. Die lehnen dann in dem Moment alles ab. (Seg-3, Z: 7-13)*

Bereits der Versuch die BewohnerInnen morgens im Rahmen der Grundpflege zum Aufstehen zu bewegen scheitert teilweise. Das Auftreten dieser ablehnenden Haltung scheint jedoch nicht berechenbar zu sein, da es nur in bestimmten Phasen auftritt und dann auch nicht von dauerhafter Natur sein muss. Die Interviewpartnerin erläutert, dass die BewohnerInnen „*in dem Moment*" alles ablehnen. Hieraus kann zwar gefolgert werden, dass eine Versorgung zu einem späteren Zeitpunkt von den Bewohnerinnen und Bewohnern zugelassen wird. Allerdings muss hinterfragt werden, inwieweit eine spätere Versorgung, unter Berücksichtigung der eingeschränkten zeitlichen und personellen Ressourcen, problemlos gewährleistet werden kann (siehe hierzu unter anderem Kapitel 6.3). Insgesamt wird deutlich, dass die strukturierte Gestaltung des Tagesablaufes schon zu Beginn des Arbeitstages eine Herausforderung darstellt. Die Möglichkeit die BewohnerInnen zu versorgen, wird in diesem Zusammenhang auch als ‚Glückssache' erlebt:

> *Wenn man als Zweites da rein geht, weil der Nachtdienst sie irgendwie schon irgendwie geweckt hat oder sie schon wach war, hat man natürlich Glück als Frühdienst. Wenn nicht, hat man ein Problem. Die lässt sich fast gar nicht leiten. [...] Aber ansonsten lässt sie sich gar nicht helfen. (Seg-2, Z: 155-161)*

Es wird demnach als „*Glück*" erlebt, wenn bestimmte BewohnerInnen bereits wach sind und die Versorgung zulassen. Sollte dies nicht der Fall sein und die BewohnerInnen müssen zunächst geweckt werden, stehen die Pflegenden vor der Herausforderung, die BewohnerInnen zur Pflege anzuleiten, obwohl diese sich „*fast gar nicht leiten*" lassen oder die Pflege komplett ablehnen. Auch hieraus wird deutlich, dass die Versorgung der BewohnerInnen im segregativen Setting nicht immer unproblematisch ist. Der Umstand, dass die individuelle Tagesverfassung der BewohnerInnen diese Situationen maßgeblich beeinflusst, lässt einmal mehr die Vermutung zu, dass die beschriebenen Herausforderungen nicht vorhersehbar und somit schwierig zu handhaben sind. Mit der fehlenden Bereitschaft, die Hilfe der Pflegenden anzunehmen, gehen darüber hinaus auch noch weitere Herausforderung einher:

Ich geh hin, läuft da schon die ganze Suppe aus dem Bett. So, was macht man? Die Dame rauszerren oder ihr noch eine dritte, vierte Decke geben weil ihr kalt ist [...] Also, das ist auch immer so schwierig. Auf der einen Seite möchte man die Leute lassen, auf der anderen Seite nicht. (Seg-2, Z: 173-178)

Die Pflegenden sehen sich in diesen Situationen damit konfrontiert, schwierige Entscheidungen treffen zu müssen. Einerseits möchten sie den Willen der BewohnerInnen respektieren, andererseits sehen sie sich dazu verpflichtet die Versorgung dennoch durchzuführen. Damit verbunden ist ein ständiges „*Abwägen*" bei der Durchführung der pflegerischen Versorgung:

Man versucht immer abzuwägen. Ist es jetzt medizinisch notwendig, sprich wenn derjenige gefallen ist aber liegen bleiben möchte, sich aber was getan hat. Dann möchte man, muss man ja eigentlich handeln. So, einmal führt die Situation dazu, dass man handeln muss. Und einmal- man wägt immer ab zwischen Zwangshandlung und ähm, versuchen zu leiten. (Seg-2, Z: 186-190)

Der Interviewpartnerin ist hierbei bewusst, dass sie eine Zwangshandlung durchführt, wenn sie die BewohnerInnen gegen ihren Willen versorgt, auch wenn sie diese Hilfe als notwendig erachtet. Durch das eingeschränkte Urteilsvermögen und die mangelnde Selbstpflegekompetenz der demenziell erkrankten BewohnerInnen werden diese Zwangshandlungen in bestimmten Situationen, wie beispielsweise bei medizinischen Notfällen, jedoch als unumgänglich erachtet. Die Herausforderung besteht allerdings darin zu entscheiden, wann ‚man handeln muss' und wann versucht werden sollte die BewohnerInnen ‚zu leiten'. Trotz der beschriebenen Probleme, die bei der Bewältigung dieser Herausforderungen auftreten können, muss aber auch festgehalten werden, dass diese Situationen auch positiv wahrgenommen werden können. Ein Interviewpartner verdeutlicht dies wie folgt:

> *Ja und das hat sich halt so ein bisschen entwickelt, so für mich, dass ich das sozusagen als Herausforderung sehe, wenn wir auch neue Leute kriegen und die jetzt nicht gleich vom ersten Tag an lieb, einfach, pflegeleicht sind, weißt Du. Also so, das find ich halt für mich auf jeden Fall interessant. (Seg-4, Z: 53-56)*

Diese positive Bewertung der Herausforderungen kann einerseits darin begründet sein, dass der Interviewpartner aktuell seine Ausbildung zum Altenpfleger absolviert und damit einhergehend ein großes Interesse zeigt und umfassende Erfahrungen sammeln möchte. Andererseits wird aber auch deutlich, dass der eigenen Einstellung zur Arbeit mit demenziell erkrankten Bewohnerinnen und Bewohnern bei der Bewertung der Herausforderungen eine große Bedeutung beigemessen werden kann (siehe hierzu auch Kapitel 6.2). Mit dem notwendigen Interesse und der persönlichen Eignung zum Umgang mit dieser Klientel können die herausfordernden Verhaltensweisen als interessante Erfahrung betrachtet werden und müssen nicht zwingend als Belastung verstanden werden.

Aus der Arbeit mit demenziell erkrankten Bewohnerinnen und Bewohnern gehen jedoch auch noch weitere Herausforderungen hervor, die für die Pflegenden ‚psychisch anstrengend' sein können:

> *[...] es ist halt, die Leute sind demenzkrank aber noch so mobil, die haben nen riesen Bewegungsdrang, die, ich sag mal so, die hängen ständig am Personal, fragen irgendwas, wollen nach Hause oder suchen irgendwie in irgendwelcher Art und Weise Aufmerksamkeit. Und das ist so nach vier, fünf Tagen schon sehr, sehr, sehr anstrengend psychisch. (Seg-5, Z: 11-15)*

Eine der von dieser Interviewpartnerin thematisierten Herausforderungen besteht in dem großen Bewegungsdrang der demenziell erkrankten BewohnerInnen, der teilweise auch mit einer Hinlauftendenz einhergeht. Die Interviewpartnerin äußert, dass die BewohnerInnen „*demenzkrank aber noch so mobil*" sind. In der Folge ist anzunehmen, dass die Betreuung und Beaufsichtigung dieser BewohnerInnen als anspruchsvoll bezeichnet werden kann. Die eingeschränkten kognitiven Fähigkeiten in Verbindung mit dem hohen Bewegungsdrang können zu herausfordernden Situationen führen, da davon ausgegangen werden muss, dass beispielsweise eine Bewohnerin oder ein Bewohner den Wohnbereich unbeaufsichtigt verlässt oder stürzt. Diese Situation wird darüber hinaus noch dadurch erschwert, dass die BewohnerInnen ‚ständig am Personal hängen‘ und ‚irgendwas fragen‘ oder „*irgendwie und in irgendwelcher Art und Weise Aufmerksamkeit*" suchen. Hieraus kann gefolgert werden, dass die Pflegenden ihren Aufgaben nicht oder nur selten ungestört nachkommen können. Die Herausforderung besteht demnach auch darin, im ununterbrochenen Kontakt zu den BewohnerInnen zu stehen, auf deren Fragen – möglicherweise auch wiederholt – einzugehen und ihnen damit die Aufmerksamkeit zukommen zu lassen, die sie scheinbar suchen. Es erscheint nachvollziehbar, dass diese Kumulation von Anforderungen nach einigen Tagen als psychisch anstrengend erlebt wird.

Neben den häufigen Fragen der BewohnerInnen können noch weitere verbale Auffälligkeiten identifiziert werden, die die Pflegenden ebenfalls vor große Herausforderungen stellen:

> *Und da sind auch richtig krasse Sachen dabei, Leute die ab Nachmittag anfangen rumzujammern und rumzuschreien, wo keiner weiß was die mal erlebt haben und so. (Seg-4, Z: 77-79)*

Demnach werden einige BewohnerInnen insbesondere nachmittags auffällig und fangen an „*rumzujammern und rumzuschreien*". Neben dem Umgang mit der Geräuschkulisse, in der die Pflegenden dann arbeiten müssen, besteht eine weitere Herausforderung darin, in diesen Situationen adäquat zu reagieren, obwohl die mittelbare Ursache für die Verhaltensweisen unklar ist. Durch das fehlende Wissen über die vergangenen Erlebnisse entfallen zahlreiche Handlungsalternativen im Umgang mit diesen BewohnerInnen. Somit scheint in diesen Situationen auch die Möglichkeit zur Einflussnahme stark eingeschränkt zu sein und die Situationen werden als ‚stressend‘ empfunden, wie der Interviewpartner weiter erläutert:

> *Aber das hat mich ganz schön so (.) psychisch aufgewühlt, der ihr Gejammer. Das hat mich, glaube ich, am meisten gestresst so an dem ganzen Abend. (Seg-4, Z: 168-169)*

Hier wird nochmals deutlich, dass das „*Gejammer*" der BewohnerInnen eine psychische Herausforderung darstellt, die Pflegenden ‚aufwühlt‘ und ‚stresst‘. Neben anderen Herausforderungen, die im Verlauf des Arbeitstages bewältigt werden müssen, sind dies sogar die Situationen, die am ‚meisten stressen‘ und dennoch angemessen bewältigt werden müssen, um nicht belastend zu wirken. Darüber hinaus verdeutlicht diese Formulierung auch einmal mehr, dass die psychischen Herausforderungen im Tagesverlauf überwiegen. Die hohe Bedeutung der Herausforderungen durch eine dauerhaft anhaltende Geräuschkulisse werden auch von einer weiteren Interviewpartnerin eindrücklich beschrieben:

> *Na ja, die, die Geräuschkulisse allgemein. Demente können ja manchmal nicht mehr so richtig sich artikulieren und geben dann Geräusche von sich "Lankangang" oder "Tätätä" und so, so Wortfetzen. Und unter dieser Lautstärke da noch zu arbeiten und immer beschallt zu werden von allen, von allen Ecken. Jeder gibt was anderes von sich oder eine sagt immer irgendeinen gleichen Satz oder sagt immer "Hau Ruck", da haben wir eine. **Das**, das ist eben das was sehr an die Substanz geht manchmal. [...] Ja. Wobei ich wirklich meine Arbeit gerne mach. Ich liebe meinen Job, aber das ist eben das was so nach ein paar Tagen einfach, einfach auf mich einprasselt, was dann eben auch nicht mehr so gut zu blocken ist. (Seg-5, Z: 27-35)*

Die fehlende Möglichkeit sich zu artikulieren und die damit einhergehenden *„Wortfetzen"* und Geräusche sowie ständige Wort- oder Satzwiederholungen führen zu einer Geräuschkulisse, die *„an die Substanz geht"*. Die Herausforderung, zu arbeiten während eine Gemengelage an akustischen Eindrücken auf die Pflegenden ‚einprasselt', kann nach einigen Tagen *„nicht mehr so gut"* bewältigt werden. Daher kann hieraus auch gefolgert werden, dass diese Herausforderung dazu geeignet ist, von den Pflegenden als belastend empfunden zu werden. Die reine Geräuschkulisse stellt jedoch nur eine der Herausforderungen dar, die mit den verbalen Verhaltensauffälligkeiten der BewohnerInnen einhergehen:

> *Dann haben wir gerade sehr viele die verbal sehr laut sind, richtig streitsüchtig, wo auch keine Medikamente mehr anschlagen. [...] Ja, austherapiert (.) so siehts aus grad. (Seg-1, Z: 31-34)*

Dadurch, dass viele BewohnerInnen *„sehr laut"* sind und als *„streitsüchtig"* betrachtet werden, ist der Lautstärke an sich eine besondere Bedeutung als Element der Geräuschkulisse beizumessen. Einerseits ist anzunehmen, dass die akustischen Eindrücke hierdurch noch weiter intensiviert werden. Andererseits stellt der Umgang mit *„streitsüchtigen"* Bewohnerinnen und Bewohnern eine weitere wichtige psychische Herausforderung im segregativen Setting dar. Da bei einigen Bewohnerinnen und Bewohnern zum Teil *„auch keine Medikamente mehr anschlagen"* ist davon auszugehen, dass pflegerische Maßnahmen ebenso ergebnislos eingesetzt wurden. In diesem Fall sind keine oder nur sehr eingeschränkte Möglichkeiten zur Einflussnahme vorhanden, wodurch die Bewältigung der Herausforderungen deutlich erschwert sein dürfte. Die beschriebene ‚Streitsucht' kann jedoch auch noch andere Dimensionen annehmen und die Pflegenden vor weitere Herausforderungen stellen, wie eine Interviewpartnerin beispielhaft verdeutlicht:

> *Wir haben ein, zwei Leute wo ich regelmäßig an meine Grenzen gehe. Die eine, die schlägt mit ihrer Krücke um sich ähm, wenn sie nicht will. Die schreit einen auch an und ähm, die hatte auch zeitweise einen Gips und hat dann auch mit dem Gips um sich geschlagen und auch sämtliche andere Bewohner hat sie angemeckert, hat sie angefaucht. (Seg-2, Z: 114-118)*

Neben den verbalen Auffälligkeiten, die sowohl gegen Pflegende als auch gegen andere BewohnerInnen gerichtet werden, treten auch körperliche Aggressionen auf. Die Pflegenden stehen in diesen Situationen vor zwei Herausforderungen: Auf der einen Seite werden sie damit konfrontiert, selbst körperlich und verbal angegangen zu werden, wenn sie die Versorgung durchführen möchten. Auf der anderen Seite entstehen aber auch Konflikte zwischen den Bewohnerinnen und Bewohnern, die gelöst werden müssen. Die Interviewpartnerin beschreibt darüber hinaus, dass sie in diesen Situationen ‚regelmäßig an ihre Grenzen geht'. Hieraus kann ein hohes Belastungspotenzial, bei gleichzeitig geringen Möglichkeiten zur Einflussnahme, abgeleitet werden. Dies wiegt umso schwerer, wenn berücksichtigt wird, mit welchen herausfordernden Verhaltensweisen die Pflegenden teilweise konfrontiert werden:

> *[...] aber das sind eben die Dinge, die irgendwann an einem nagen. Oder Aggressionen. Wir haben Bewohner die schlagen, spucken, treten. (Seg-5, Z: 41-42)*

Die Pflegenden werden von demenziell erkrankten Bewohnerinnen und Bewohnern teilweise geschlagen, angespuckt oder getreten. Dass diese Gegebenheiten *„irgendwann an einem nagen"* und sie dabei ‚an ihre Grenzen gehen' müssen, erscheint verständlich. Dennoch müssen die Pflegenden nicht nur diese für sie selbst konfliktreichen Situationen bewältigen, sondern auch sicherstellen, dass den BewohnerInnen *„nichts passiert"*:

> *Und deswegen fängt der ein oder andere dann halt auch mal an und geht dann hin und will ihr eine klatschen. Und Du musst das dann auch noch irgendwie mit abfangen, das im Auge behalten, damit da eben nichts passiert. (Seg-4, Z: 428-430)*

Die Pflegenden wollen demnach Streitigkeiten zwischen den Bewohnerinnen und Bewohnern vermeiden und sicherstellen, dass sie sich nicht gegenseitig schlagen. Das heißt, diese Situationen müssen „*dann auch noch irgendwie*" kompensiert und „*im Auge behalten*" werden. Auch hieraus ergeben sich verschiedene Herausforderungen: Es wird notwendig, die BewohnerInnen in diesen Krisensituationen zu beaufsichtigen, um bei Bedarf einschreiten zu können. Im segregativen Setting müssen neben diesen Konflikten jedoch „*auch noch*" weitere Situationen abgefangen werden, da – wie bereits beschrieben – andere BewohnerInnen teilweise einen hohen Bewegungsdrang mit Hinlauftendenzen aufweisen oder die Pflegenden mit häufigen Fragen in Anspruch nehmen. Die Pflegenden stehen folglich vor der Herausforderung verschiedene Tätigkeiten gleichzeitig erledigen und dabei dennoch alle BewohnerInnen „*im Auge behalten*" zu müssen, um Konflikte zu vermeiden und eine angemessene Versorgung sicherzustellen.

Bereits an dieser Stelle wird deutlich, dass das segregative Setting durch verschiedenartige psychische Herausforderungen gekennzeichnet ist. Diese sind insbesondere auf die eingeschränkte Kommunikation und die damit einhergehenden Verständigungsschwierigkeiten sowie Probleme bei der Versorgung der BewohnerInnen gekennzeichnet. Darüber hinaus liegen herausfordernde Verhaltensweisen, wie beispielsweise verbale oder körperliche Aggressionen gegen Pflegende und MitbewohnerInnen sowie ein erhöhter Bewegungsdrang vor. In diesem Arbeitsumfeld, das von einer scheinbar dauerhaft anhaltenden Geräuschkulisse geprägt ist, müssen die Pflegenden mehrere Tätigkeiten gleichzeitig erledigen und die BewohnerInnen ständig beaufsichtigen, um eine angemessene Versorgung gewährleisten und Konflikte vermeiden zu können.

Von den Interviewpartnerinnen und -partnern aus dem integrativen Setting werden diese Herausforderungen aus der Arbeit mit den Bewohnerinnen und Bewohnern ebenfalls wahrgenommen, jedoch deutlich weniger intensiv. So äußert sich eine Interviewpartnerin wie folgt:

> *Und wenn sie mal so einen Tag hat, das ist eine Schallbelastung, des ist so wie ein Aufruhr auf dem Wohnbereich. (Int-2, Z: 329-330)*

Eine Bewohnerin mit Demenz kann durch ihr Schreien und die daraus resultierende „*Schallbelastung*" für „*Aufruhr auf dem Wohnbereich*" sorgen. Jedoch wird auch deutlich, dass dies kein dauerhafter Zustand ist. Vielmehr tritt dieses Verhalten nur dann auf, „*wenn sie mal so einen Tag hat*", womit deutlich wird, dass es sich um eher seltene und kürzere Phasen mit diesen Verhaltensauffälligkeiten handelt. Die Bewertung dieser Situationen weicht ebenfalls stark vom segregativen Setting ab. Mehrere InterviewpartnernerInnen äußern sich hierzu in ähnlicher Weise:

> *Ich finds des eher eigentlich nicht belastend irgendwie, ich finds echt, ja, da geht, da merkt man einfach dass sie noch leben. Es rührt sich was [...] und sie leben einfach irgendwo. Klar ist es dann laut und Tumult und irgendwie, aber sie leben noch. (Int-5, Z: 300-303)*

Die verbalen Verhaltensauffälligkeiten demenziell erkrankter BewohnerInnen werden somit als Zeichen von Lebendigkeit aufgefasst und positiv bewertet. Diese Aussage stützt zugleich auch die Vermutung, dass die Pflegenden im integrativen Setting nicht vor der Herausforderung stehen mit einer dauerhaft lauten Geräuschkulisse umgehen zu müssen. Stattdessen entsteht der Eindruck, dass es sich um einzelne und vorübergehende Ereignisse handelt, da es zwar „*dann laut*" ist, zuvor aber eher ruhig gewesen sein dürfte. Vor diesem Hintergrund erscheint es nachvollziehbarer, dass der „*Tumult*" als Zeichen dafür gewertet wird, dass die BewohnerInnen ‚noch leben'. Wesentlich bedeutsamer, auch im Vergleich zum segregativen Setting, sind stattdessen die Herausforderungen, die aus Konflikten zwischen den Bewohnerinnen und Bewohnern resultieren. Im integrativen Setting betrifft dies insbesondere Konflikte zwischen kognitiv nicht eingeschränkten und demenziell erkrankten Bewohnerinnen und Bewohnern:

> *Irrwitzig ist, nicht die Dementen machen mir irgendwie zu schaffen, sondern die kognitiv Fitten. [...] Die kognitiv Fitten fühlen sich so mit den Menschen konfrontiert, dass sie denen die Abneigung zeigen. Daraus resultieren Konflikte. (Int-1, Z: 434-438)*

Zwischen den kognitiv nicht eingeschränkten und den demenziell erkrankten Bewohnerinnen und Bewohnern entsteht demnach ein Spannungsgefüge, welches in Konflikten endet. Hierfür sind nicht zwingend bestimmte auslösende Faktoren notwendig. Vielmehr scheint die reine Anwesenheit der demenziell erkrankten BewohnerInnen bereits zu Abneigung bei den kognitiv nicht eingeschränkten BewohnerInnen zu führen. Da sie diese Abneigung offen zeigen und sie vermutlich auch verbalisieren, entstehen Konflikte, die in der Folge von den Pflegenden bewältigt werden müssen.

Dennoch sind es nicht die demenziell erkrankten BewohnerInnen die den Pflegenden „*irgendwie zu schaffen*" machen. Vielmehr scheinen die kognitiv nicht eingeschränkten BewohnerInnen als Auslöser der Konflikte betrachtet zu werden, da sie ihre Abneigung offen zeigen. Als Ursache hierfür kann unter anderem das Unverständnis der kognitiv nicht eingeschränkten BewohnerInnen angeführt werden:

> *Und dann kommt auch das Unverständnis von den Bewohnern, wobei ich kann sie auch zum Teil- wir haben ein paar Bewohner zum Teil die fit sind im Kopf, auch körperlich sehr fit und mit denen wenn Du Dich unterhältst, die haben einfach Angst auch in diesen Zustand irgendwann zu geraten, ja. (Int-2, Z: 337-341)*

Das beschriebene Unverständnis stellt jedoch lediglich einen Teilaspekt im angespannten Verhältnis zwischen den Bewohnerinnen und Bewohnern dar. Es wird deutlich, dass das Zusammenleben mit den demenziell erkrankten Bewohnerinnen und Bewohnern für die kognitiv nicht eingeschränkten BewohnerInnen durchaus angstbehaftet ist. Folglich ist es notwendig, diese Angst in Gesprächen zu thematisieren, um die Konflikte zu vermeiden oder zu reduzieren. Diese Gespräche können sicherlich als Herausforderung betrachtet werden, da es notwendig ist, einfühlsam auf die BewohnerInnen einzugehen – wohl wissend, dass es keine Lösung gibt. Die Angst, irgendwann „*auch in diesem Zustand*" zu geraten, kann den BewohnerInnen wahrscheinlich nicht genommen werden, da eine Beeinflussung oder gar Prävention der Erkrankung nicht möglich ist. Aus diesem Grund ist davon auszugehen, dass die Pflegenden immer wieder mit den Ängsten und der daraus resultierenden ablehnenden Haltung der kognitiv nicht eingeschränkten BewohnerInnen konfrontiert werden und klärende Gespräche führen müssen. Dies bestätigt auch die folgende Aussage:

> *Da ist es meine Aufgabe, als Pflegekraft, den nicht Eingeschränkten zu vermitteln, dass äh, derjenige der eingeschränkt ist, nicht anders kann und dass er, äh das man ihm mit Liebe begegnen muss. [...] Das ist also etwas, äh (.) was interessant ist zu beobachten, aber die Pflegekraft muss darauf hinweisen und das ist dann in der Regel meine Aufgabe und zwar immer wieder. Da ist so manches Gespräch gefordert [...] (Int-3, Z: 165-167)*

Die kognitiv nicht eingeschränkten BewohnerInnen werden in Gespräche dazu aufgefordert, den demenziell erkrankten Bewohnerinnen und Bewohnern mit „*Liebe*" zu begegnen. Hierunter versteht der Interviewpartner, wie er im weiteren Gesprächsverlauf verdeutlicht, unter anderem Zuwendung und Verständnis. Dieses Verständnis muss jedoch ‚in so manchen' Gesprächen eingefordert werden. Die Pflegenden stehen somit nicht nur vor der Herausforderung, diese Gespräche über ein für die BewohnerInnen angstbehaftetes Thema zu führen. Es wird darüber hinaus deutlich, dass sie auch dafür verantwortlich sind, diese Gespräche zu initiieren. Sie müssen somit, inmitten des normalen Tagesablaufes, auch den richtigen Gesprächszeitpunkt finden, der es ermöglicht ein einfühlsames Gespräch zu führen. Die Tatsache, dass diese Gespräche „*immer wieder*" geführt werden müssen, deutet zudem darauf hin, dass eine Möglichkeit zur dauerhaften Einflussnahme nicht gegeben zu sein scheint. Wie herausfordernd der Umgang mit den kognitiv nicht eingeschränkten Bewohnerinnen und Bewohnern, bzw. mit deren angespanntem Verhältnis zu den demenziell erkrankten BewohnerInnen, sein kann, zeigt auch die folgende Äußerung eines Interviewpartners:

*Du musstest immer die anderen beschwichtigen [...] Also Du musstest quasi die Leute, die es nicht kapiert haben und die diese Ängste hatten, Du hast mit denen mehr zu tun gehabt und das war schon eine Belastung. Weil ich hatte halt wirklich einen Bewohner, der mich, nach dem achten Spätdienst war ich fertig. Aber nicht weil **er** mich fertig gemacht hat, er war wirklich ein lieber Mensch, also (...) zehn von denen würden mich nicht mal so platt machen wie die Menschen die es nicht verstanden haben. (Int-1, Z: 442-448)*

Demnach ist es notwendig, die kognitiv nicht eingeschränkten BewohnerInnen zu „*beschwichtigen*" und ihnen das Verhalten der demenziell erkrankten BewohnerInnen zu erklären, da sie dieses nicht verstehen und mit Angst reagieren. Die Tatsache, dass diese Herausforderung bereits belastend wirkt, kann als weiteres Indiz dafür verstanden werden, dass eine nachhaltige Einflussnahme auf diese Situationen tatsächlich nicht möglich ist und dass die Erklärungen und Gespräche keine dauerhafte Wirkung zeigen. Dadurch erscheint es jedoch auch insgesamt fraglich, inwieweit rationale Gespräche und Erklärungsversuche geeignet sind, die Ängste der kognitiv nicht eingeschränkten BewohnerInnen zu reduzieren und ihr Verständnis für die Verhaltensweisen ihrer demenziell erkrankten MitbewohnerInnen zu erhöhen. Dieses fehlende Verständnis wird aber nicht ausschließlich durch die Ängste der kognitiv nicht eingeschränkten BewohnerInnen verursacht:

*Das ist halt- ja und Du musst halt da auch vermitteln. [...] Du kannst net immer mit diesem Verständnis von diesen Leuten rechnen, ja. Die wollen des vielleicht gar net wahrnehmen, die wollen des nicht sehen, auch aus persönlichen Ängsten. Oder sie sind da, um ihren Lebensabend in **Ruhe** zu genießen und dann ist so ein Störfaktor. Und dann hörst Du "Sie gehört ja gar nicht hier her!" Sag ich "Ja gut, so wie Sie nicht gehen können, so kann sie des geistig nicht verarbeiten!" Also es hat jeder ne Berechtigung da zu sein. (Int-2, Z: 374-381)*

Diese Aussage verdeutlicht die Vielschichtigkeit der Herausforderungen, denen die Pflegenden beim Zusammenleben der verschiedenen BewohnerInnen im integrativen Setting gegenüberstehen. So wird beispielsweise nochmals deutlich, dass häufig zwischen den Bewohnerinnen und Bewohnern vermittelt werden muss. Die *„persönlichen Ängsten"* der kognitiv nicht eingeschränkten BewohnerInnen können jedoch dazu führen, dass sie kein Verständnis aufbringen können oder wollen. Darüber hinaus stehen evtl. auch die Beweggründe für den Heimeinzug einem friedvollen Zusammenleben entgegen. Die kognitiv nicht eingeschränkten BewohnerInnen möchten *„ihren Lebensabend in Ruhe"* genießen und fühlen sich hierbei durch die Verhaltensauffälligkeiten der demenziell erkrankten Bewohnerinnen und Bewohnern gestört. In der Folge besteht die Herausforderung für die Pflegenden darin, den BewohnerInnen darzulegen, dass ihre MitbewohnerInnen ebenso eine ,Daseinsberechtigung' haben.

Neben diesen zwischenmenschlichen Herausforderungen entstehen im integrativen Setting bei der Arbeit mit demenziell erkrankten Bewohnerinnen und Bewohnern auch noch organisatorische Herausforderungen. So berichtet beispielsweise eine Interviewpartnerin:

> *Es ist teilweise unruhiger, klar weil das Telefon geht, aber auch weil ich, grad bei den Dementen, gucken muss- also ich, ich fang mal anders an. Ich mach es so, dass ich morgens grundsätzlich einmal durchgehe und dann gucke wer von den Dementen ist noch wach, äh ist schon wach, wer von denen schläft und entscheide dann, die, die und die Reihenfolge "das kannste jetzt machen, das kannste jetzt nicht machen". Ob es dann hinterher so bleibt, das ist ein ganz anderes, äh steht auf einem anderen Blatt. (Int-4, Z: 147-152)*

Die Arbeit mit den demenziell erkrankten Bewohnerinnen und Bewohnern sorgt somit für eine gewisse Unsicherheit in der Arbeitsplanung. Diese *„Unruhe"* entsteht dadurch, dass man bereits morgens bei der Grundpflege immer wieder nach den demenziell erkrankten Bewohnerinnen und Bewohnern sehen muss, um zu kontrollieren, ob sie noch schlafen oder bereits wach sind. Die wesentliche Herausforderung besteht hierbei darin, dass die Pflegenden, auch wenn sie sich einen Arbeitsplan zurechtgelegt haben, immer bereit sein müssen flexibel zu reagieren und ihre Abläufe anzupassen, um spontan die Versorgung der demenziell erkrankten BewohnerInnen zu übernehmen. Dies ist erforderlich, da anders als bei den kognitiv nicht eingeschränkten Bewohnerinnen und Bewohnern, keine Absprachen möglich sind. Das heißt, die demenziell erkrankten BewohnerInnen müssen dann versorgt werden, wenn sie wach geworden bzw.

aufgestanden sind. Auch diese Begebenheiten können wiederum dazu führen, das teilweise angespannte Verhältnis zwischen den kognitiv nicht eingeschränkten und den demenziell erkrankten Bewohnerinnen und Bewohnern weiter zu verschlechtern und somit die damit verbunden Herausforderungen zu vergrößern. Die Interviewpartnerin beschreibt dies wie folgt:

> *[…] denn es gibt dann auch Sachen wie, ja, dann kommt schon auch mal ne Ungeduld rein und dann kommt auch bei diesen Bewohnern schon mal ein "Nee, jetzt bin ich aber dran!", also das passiert auch. (Int-4, Z: 247-250)*

Die kognitiv nicht eingeschränkten BewohnerInnen werden demzufolge in diesen Situationen zum Teil fordernd und reagieren mit „*Ungeduld*", da sie ebenfalls zu einer bestimmten Uhrzeit versorgt werden möchten. Die Pflegenden stehen nun in einem Spannungsgefüge zwischen den Erwartungen der kognitiv nicht eingeschränkten BewohnerInnen und der Notwendigkeit, die demenziell erkrankten BewohnerInnen auch ohne vorherige Absprachen versorgen zu müssen. Wie bereits eindrücklich dargestellt wurde, sind Erklärungs- bzw. Vermittlungsversuche in diesen Situationen nicht Erfolg versprechend, womit die Pflegenden mit der Herausforderung konfrontiert werden, allen Bewohnerinnen und Bewohnern zu einem angemessenen Zeitpunkt die benötigte Hilfe zukommen zu lassen.

Letztlich stellt es in organisatorischer Hinsicht auch eine Herausforderung dar, den angemessenen Sitzplatz für demenziell erkrankte BewohnerInnen zu finden:

> *Das gibt es so und so und Du musst jedes Mal abwägen wenn ein neuer Be-wohner kommt, wo setz ich ihn hin, wo passt er am meisten. Manchmal klappt es auf Anhieb und manchmal muss er ein paar Mal den Platz wechseln bis er sich wohl fühlt und die anderen auch. (Int-2, Z: 467-470)*

Die Wahl des Sitzplatzes für demenziell erkrankte BewohnerInnen ist für die Pfle-genden ‚jedes Mal mit abwägen' verbunden. Die Herausforderung besteht darin, einen Sitzplatz zu finden, der sowohl für die BewohnerInnen selbst als auch für die Tisch-nachbarn angemessen erscheint. Auch hierbei ist wieder das teilweise angespannte Verhältnis zwischen den kognitiv nicht eingeschränkten und den demenziell erkrankten BewohnerInnen zu berücksichtigen, welches sicherlich dazu beiträgt, dass die Bewoh-nerInnen zum Teil „*ein paar Mal den Platz wechseln*" müssen, bis sich alle ‚wohl fühlen'.

Insgesamt wird deutlich, dass die zentralen Herausforderungen im integrativen Setting, anders als im segregativen Setting, nicht aus der direkten Arbeit mit den demenziell erkrankten Bewohnerinnen und Bewohnern resultieren. Vielmehr müssen der Umgang mit den Ängsten und dem Unverständnis der kognitiv nicht eingeschränkten BewohnerInnen und die daraus folgende schwierige soziale Interaktion sowie die auftretenden Konflikte zwischen diesen Personengruppen als bedeutsamste Herausforderungen betrachtet werden. Aus der Arbeit mit den demenziell erkrankten BewohnerInnen ergeben sich im integrativen Setting eher organisatorische Herausforderungen, die die Gestaltung des Tagesablaufes sowie die Planung und Strukturierung der pflegerischen Versorgung aller BewohnerInnen betreffen. Die Notwendigkeit einer hohen Flexibilität und die fehlende Möglichkeit zur längerfristigen Planung der Arbeitsabläufe wurden hingegen von den Interviewpartnerinnen und -partnern aus dem segregativen Setting überhaupt nicht thematisiert. Demgegenüber werden die Herausforderungen, die durch die Verhaltensauffälligkeiten der demenziell erkrankten BewohnerInnen entstehen (wie beispielsweise eine höhere Schallbelastung), im integrativen Setting als Zeichen von Lebendigkeit interpretiert, während diese Herausforderungen im segregativen Setting teilweise nur schwer zu bewältigen sind. Auch das körperlich aggressive Verhalten der demenziell erkrankten BewohnerInnen stellt, im Gegensatz zum segregativen Setting, scheinbar keine relevante Herausforderung im integrativen Setting dar, da es von den Interviewpartnerinnen und -partnern nicht angesprochen wurde.

6.2 Herausforderungen aus dem erweiterten sozialen System

Zum erweiterten sozialen System können neben den Bewohnerinnen und Bewohnern auch deren Angehörige sowie Kolleginnen und Kollegen oder Vorgesetzte der Pflegenden gezählt werden. Die Herausforderungen, die aus der Arbeit mit den demenziell erkrankten BewohnerInnen resultieren, nehmen hierbei, wie auch schon aus Kapitel 6.1 ersichtlich wird, den größten Stellenwert ein. Dennoch ist auch die Zusammenarbeit mit den anderen Personengruppen mit Herausforderungen verbunden, welche im Folgenden, in Abhängigkeit vom jeweiligen Setting, dargestellt werden.

Im segregativen Setting sind die Herausforderungen, die durch die Angehörigen entstehen, vor allem mit dem fehlenden Krankheitsverständnis dieser Personengruppe verbunden. Eine Interviewpartnerin schildert hierzu, dass sich eine demenziell erkrankte Bewohnerin des Öfteren an ihre beiden Töchter wendet, wenn sie Gegenstände nicht mehr finden kann und in der Folge davon ausgeht, dass ihr diese gestohlen wurden. Hierzu führt sie weiter aus:

So, wenn sie bei ihrer einen Tochter nicht durchgekommen ist, ist sie zur nächsten Tochter gegangen und die Tochter stand postwendend bei unserer Pflegedienstleiterin auf der Matte "Ja, der Mutti ist das weg gekommen!". Wo Du dann neben Deiner Arbeit angefangen hast der Pflegedienstleiterin zu erklären "Nein, das hat die Dame noch nie da gehabt" [...] (Seg-3, Z: 51-55)

Angehörige gehen demnach auf die Aussagen der BewohnerInnen ein und berücksichtigen hierbei nicht die zugrunde liegende Erkrankung. Es für sie scheinbar nicht vorstellbar, dass die ihnen nahestehenden Personen aufgrund ihrer demenziellen Erkrankung unbegründete Vorwürfe äußern. Dieses Verhalten mag durchaus nachvollziehbar sein, da es für die Angehörigen schwer sein kann, die Wesensveränderung der eigenen Eltern oder anderer nahestehender Personen zu akzeptieren. Die Pflegenden werden jedoch aufgrund dieses fehlenden Krankheitsverständnisses mit der Herausforderung konfrontiert, zu den geäußerten Vorwürfen Stellung zu nehmen und die Sachlage richtigzustellen. Hierbei sind zwei wesentliche Aspekte zu berücksichtigen: Einerseits werden Beschwerden zum Teil direkt an die Vorgesetzten herangetragen, wodurch die Pflegenden sich nicht nur gegenüber den Angehörigen, sondern auch gegenüber den Vorgesetzten rechtfertigen müssen. Andererseits müssen diese Erklärungsversuche ‚neben der Arbeit' erfolgen, das heißt, dass in dieser Zeit die sonstigen Pflegetätigkeiten nicht ausgeführt werden können. In der Folge müssen die Pflegenden die eigentlich anstehenden Tätigkeiten zurückstellen und diese später nachholen, was als weitere Herausforderung zu werten ist, wie auch das folgende Zitat verdeutlicht:

Was natürlich nicht gerade förderlich ist, weil Du hast ja noch andere Bewohner um die Du Dich zu kümmern hast. Aber es nimmt Dir im Prinzip Zeit weg, weil Du mit den Angehörigen anfängst das gesamte Zimmer umzudrehen. Weil ja die alte Dame auf dem Sofa sitzt und steif und fest behauptet "Das ist weg!" (Seg-3, Z: 145-148)

Die Erklärungsversuche nehmen somit die Zeit in Anspruch, die eigentlich für die Versorgung der anderen BewohnerInnen benötigt werden würde. Darüber hinaus ist es wohl nicht immer möglich, den Angehörigen die Verhaltensweisen als typische Symptomatik der demenziellen Erkrankung näherzubringen. Letztlich sind teilweise auch zeitaufwendige Handlungen notwendig, wenn die Angehörigen nicht für die Argumente und Erklärungen der Pflegenden zugänglich sind. Ungeachtet der Tatsache, dass den Pflegenden hierdurch ‚Zeit weggenommen' wird, müssen sie den Angehörigen weiterhin in angemessener Art und Weise gegenübertreten, einfühlsam auf sie zugehen und das Verhalten der BewohnerInnen immer wieder erklären. Dieses Vorgehen ist sicherlich notwendig, um die Angehörigen dabei zu unterstützen, die Krankheit der BewohnerInnen zu akzeptieren und ein vertrauensvolles Verhältnis aufzubauen. Dass dies jedoch eine nicht zu unterschätzende Herausforderung darstellt, zeigt auch die folgende Aussage:

> *[...] die PDL hat dann im Prinzip versucht die Angehörigen zu beruhigen, weil die wieder hier aufgeschlagen sind, wo Du dann auch versucht hast- "Ja das ist, das hat die Mutti noch **nie** gemacht!", ich sag "Ihre Mutti hat ne Demenz", ich sag "Demenzkranke verhalten sich nicht logisch, Demenzkranke denken für unsere Begriffe unlogisch", ich sag "Die kann gar nichts dafür" - "Ja das ist doch aber, das kann doch gar nicht sein, da muss man doch nen Arzt konsultieren!", ich sag "Ihre Mutti hat ne diagnostizierte Demenz, sie ist in neurologischer Behandlung, was wollen Sie denn da noch machen?" - "Ja, da muss es doch irgendwelche Tabletten geben!" (Seg-3, Z: 55-63)*

Es ist also notwendig, die „*Angehörigen zu beruhigen*" und ihnen weiterhin das Verhalten der BewohnerInnen zu erklären, um das Verständnis für deren Erkrankung zu verbessern. Es wird jedoch auch deutlich, dass dieses Unterfangen mit einem sehr hohen Zeitaufwand verbunden sein kann, insbesondere dann, wenn die Angehörigen über ein sehr eingeschränktes Vorwissen über demenzielle Erkrankungen verfügen. Berücksichtigt man, dass dies häufig ‚neben der Arbeit' erfolgen muss, wird das Ausmaß dieser Herausforderung offenkundig. Vor allem dann, wenn zusätzlich die Vorgesetzten in diese Situationen mit einbezogen sind, können hieraus weitere Herausforderungen für die Pflegenden hervorgehen:

> *Wenn bei uns eine Dame ständig irgendwas sucht, das kann doch nicht sein, dass die (lacht) im Prinzip dann als Pflegedienstleiterin kommt und uns, auf deutsch gesagt, verdächtigt wir hätten was geklaut. (Seg-3, Z: 71-73)*

Für die Pflegenden entsteht hier unterschwellig der Eindruck, dass auch bei den Vorgesetzten teilweise ein unzureichendes Wissen über die Verhaltensauffälligkeiten der BewohnerInnen – und somit über die damit einhergehenden Besonderheiten im segregativen Setting – vorherrscht. Die Interviewpartnerin äußert lachend, dass die Vorgesetzte *„im Prinzip"* als Pflegedienstleiterin zu den Pflegenden kommt, woraus abgeleitet werden kann, dass ihr die notwendige Kompetenz für die Erfüllung ihrer Rolle als Vorgesetzte abgesprochen wird. Die hieraus resultierende Herausforderung für die Pflegenden besteht schließlich im Umgang mit den geäußerten Verdächtigungen und dem damit einhergehenden verletzten Vertrauensverhältnis. Eine konstruktive Zusammenarbeit ist unter diesen Bedingungen wahrscheinlich massiv erschwert. Die Unkenntnis über die Arbeitssituation im segregativen Setting beschreibt auch eine weitere Interviewpartnerin:

Und die [Vorgesetzte] weiß gar nicht was da abgeht, weil es sie einen Scheiß-dreck interessiert. Tut mir leid, muss ich so sagen. [...] Die weiß, dass man zu zweit arbeitet, aber das sie einfach mal auf Station kommt und guckt wie es da läuft oder so, das kannst Du vergessen. "Ja, tut mir leid - es kommen dann morgen aber noch mal zwei Neueinzüge!" - so, wird keine Rücksicht drauf genommen. (Seg-1, Z: 57-63)

Hierbei wird deutlich, dass sich die Unkenntnis nicht nur auf die Besonderheiten aus den Verhaltensauffälligkeiten bei den Bewohnerinnen und Bewohnern bezieht, sondern teilweise auch auf die vorherrschende Arbeitssituation. Als Ursache hierfür wird das Desinteresse der Vorgesetzten angeführt. Diese kennen zwar die grundlegenden Arbeitsbedingungen, setzen sich aber nicht weiter damit auseinander und nehmen auch *„keine Rücksicht"* auf die Situation der Pflegenden. Dieses Desinteresse geht sogar so weit, dass die Situation der Pflegenden weiter verschärft wird, womit sich die bereits bestehenden Herausforderungen sicherlich intensivieren dürften. Zudem besteht ein angespanntes Verhältnis zu den Vorgesetzten, was sich auch an der rauen Ausdrucksart der Interviewpartnerin zeigt und ebenso als Herausforderung für die Pflegenden betrachtet werden kann. Zusätzlich wird das beschriebene Desinteresse zum Teil auch bei Kolleginnen und Kollegen wahrgenommen, wie das folgende Zitat verdeutlicht:

So dann, wie gesagt ich bin immer der Meinung, die Leute sollten sich mal mit Biografiearbeit befassen. Viele äh, wollen das gar nicht, allgemein von den Pflegekräften, viele wollen das gar nicht, interessiert die nicht. (Seg-3, Z: 97-99)

Hier bezieht sich das Desinteresse eher auf spezifische pflegerische Konzepte, welche für den segregativen Bereich als sehr bedeutsam erachtet werden. Die Weigerung der Kolleginnen und Kollegen, sich mit der Biografiearbeit zu befassen, kann als Herausforderung betrachtet werden, da die Kenntnisse über die Biografien der BewohnerInnen den Umgang mit den BewohnerInnen erleichtern und somit Herausforderungen reduzieren können. Weigern sich die Kolleginnen und Kollegen jedoch, ihre Fachkenntnisse in diesem Bereich zu aktualisieren, kann dies zu einer Arbeitserschwernis und zu zusätzlichen Herausforderungen bei allen Beteiligten führen. Diese Weigerung, sich mit relevanten Pflegekonzepten zu beschäftigen, deutet auch bereits auf eine mangelnde persönliche Eignung für die Arbeit im segregativen Setting hin. Dass hieraus Herausforderungen resultieren können, bestätigt auch die folgende Aussage:

Und was ich oft als Belastung empfinde, das sind manchmal Kollegen, wo ich das Gefühl hab, dass die kein Verständnis haben für (.) psychisch erkrankte oder psychisch veränderte Leute [...] (Seg-4, Z: 85-87)

Das fehlende Verständnis für die demenziell erkrankten BewohnerInnen wirkt für diesen Interviewpartner bereits belastend, das heißt, die zugrunde liegende Herausforderung wird von ihm negativ bewertet. Da sich der Interviewpartner noch in der Ausbildung zum Altenpfleger befindet, ist anzunehmen, dass er keine Möglichkeit zur Einflussnahme hat und die wahrgenommene Herausforderung nicht bewältigen kann. Es ist jedoch auch nachvollziehbar, dass die Zusammenarbeit mit Kolleginnen und Kollegen, die keine persönliche Eignung für die Arbeit mit demenziell erkrankten Menschen aufweisen, nicht nur herausfordernd, sondern auch belastend wirken kann.

Somit stehen die Pflegenden im segregativen Setting vor Herausforderungen, die aus dem fehlenden Krankheitsverständnis Angehörigen resultieren. Ebenso erwachsen Herausforderungen aus dem gestörten Vertrauensverhältnis zu den Vorgesetzten sowie aus deren Desinteresse an der Arbeitssituation der Pflegenden. Letztlich stellt auch die fehlende fachliche bzw. persönliche Qualifikation der Kolleginnen und Kollegen eine relevante Herausforderung im segregativen Setting dar. Im integrativen Setting werden die Pflegenden ebenfalls mit Herausforderungen aufgrund des fehlenden Krankheitsverständnisses der Angehörigen konfrontiert. Dies beschränkt sich den Aussagen zufolge jedoch ausschließlich auf die Angehörigen kognitiv nicht eingeschränkter BewohnerInnen. Bedeutsamer sind in diesem Bereich hingegen die Herausforderungen, die sich aus den Anforderungen der Angehörigen ergeben. Ursächlich hierfür sind die Erwartungen, die die Angehörigen an die Versorgung der BewohnerInnen stellen:

[...] aber als Herausforderung sehe ich zum Beispiel auch die Anforderungen oder auch die Erwartungen der Angehörigen die an uns gestellt werden. Also ich hab, nicht bei allen aber so immer wieder kommt des, dass die Angehörigen die die Bewohner, ihre Angehörigen hierher bringen, der Meinung sind sie haben ein Rundumsorglospaket gekauft und damit hat sich die Sache getan. Und die Erwartungen gehen dann so, dass sie dann zum Teil auch erwarten, dass man sie eben zu allen Arztbesuchen und und und begleitet. Und des ist dann, manchmal stößt Du wirklich auf Unverständlichkeit oder auch, ja (.) auf Unmut, wenn Du probierst zu erklären so und so ist es. (Int-1, Z: 8-16)

Da die Angehörigen die BewohnerInnen in die stationäre Versorgung übergeben, kann die Pflege im häuslichen Umfeld vermutlich aus den unterschiedlichsten Gründen nicht mehr sichergestellt werden. An diese Versorgung stellen sie nun Anforderungen, die die Pflegenden nicht erfüllen können. Diese stehen somit vor der Herausforderung, den Angehörigen den Umfang der Dienstleistungen erklären und damit die Diskrepanz zu den geäußerten Erwartungen aufzeigen zu müssen. Die Angehörigen, die sich ihrerseits in einer emotional herausfordernden Situation befinden, reagieren hierauf mit „*Unmut*", den sie gegen die Pflegenden richten. Vergleichbar mit dem segregativen Setting wird auch hier deutlich, dass die Pflegenden empathisch reagieren müssen, um einen angemessenen Umgang mit den Angehörigen sicherstellen zu können, obwohl die Angehörigen an ihnen teilweise ihre „*Wut entladen*":

[...] aber diese Verzweiflung, diese Wut, diese Macht-/ Hilflosigkeit, die müssen sie irgendwo rauslassen. Und Du bist halt hier der Fels in der Brandung der das abbekommt. [...] Einerseits verstehe ich, das ist der Vater oder der Mann oder die Ehefrau. Andererseits sage ich, äh sind wir als Pflegepersonal so wie dieser Boxsack wo die Leute dann die Energie entladen und die Wut entladen. Und des braucht wirklich viel Zeit und viel Mühe und es wird wahnsinnig viel Energie investiert bis Du dann wirklich diesen Angehörigen sozusagen für Dich gewinnst, bis er ins Boot rein will. Erst ist wirklich verdammte Distanz, ist auch verständlich, ja. (Int-2, Z: 39-49)

Die Emotionen, die bei den Angehörigen zugrunde liegen, werden sehr prägnant dargestellt und können als Zeichen der emotional herausfordernden Situation verstanden werden, in der sie sich befinden. Es erscheint nachvollziehbar, dass die Angehörigen, die mit ihrer eigenen Macht- und Hilflosigkeit, im Umgang mit der demenziellen Erkrankung der BewohnerInnen sowie mit den daraus erwachsenden Konsequenzen, konfrontiert werden verzweifelt und wütend reagieren. In diesem Moment sind die Pflegenden „*der Fels in der Brandung*", der diese Gefühle „*abbekommt*". Obwohl sie teilweise wie ein „*Boxsack*" behandelt werden, müssen sie „*viel Zeit und viel Mühe*" investieren, um den Angehörigen den Sachverhalt nahe zu bringen und ein konstruktives Miteinander zu ermöglichen. Die Herausforderung, die Angehörigen ‚mit ins Boot zu holen' erscheint umso größer, wenn die anfängliche Distanz berücksichtigt wird, mit der die Angehörigen den Pflegenden gegenübertreten, da es hierfür erst notwendig ist, den Angehörigen ‚für sich zu gewinnen'.

Dafür entsteht im integrativen Setting der Eindruck, dass die Vorgesetzten bereits ‚mit im Boot' sind. Zumindest wurden den Interviewpartnerinnen und -partnern keine derartigen Herausforderungen berichtet. Die Zusammenarbeit mit den Kolleginnen und Kollegen ist hingegen durchaus mit Herausforderungen verbunden. Hier wird jedoch, im Gegensatz zum segregativen Setting, weniger die Qualifikation der Kolleginnen und Kollegen in Frage gestellt. Stattdessen wird deutlich, dass teilweise ein Konkurrenzdenken vorherrscht, was unter anderem durch die folgende Aussage verdeutlicht wird:

*Das erschwert für mich persönlich so einen Tag und momentan ist in dem Wohnbereich wo ich mich befinde auch eine, ich verspüre eine Grundspannung und es ist eigentlich egal was die jeweilige Person über den jeweiligen Kollegen gesagt hat, sondern viel mehr, **dass** es immer noch so ist, dass derjenige auf die Arbeit des anderen schaut. (Int-1, Z: 78-82)*

Die Tatsache, dass die Kolleginnen und Kollegen ‚auf die Arbeit des anderen schauen' wird hier negativ erwähnt. Es ist somit davon auszugehen, dass dieses Verhalten eher als Kontrolle oder gar als Fehlersuche aufgefasst wird. Dies drückt sich auch darin aus, dass auf dem Wohnbereich eine gewisse „*Grundspannung*" zu ‚spüren' ist, wodurch davon auszugehen ist, dass die Zusammenarbeit mit den Kolleginnen und Kollegen von Herausforderungen geprägt ist. Diese Annahme wird auch durch die Aussagen anderer InterviewpartnerInnen bestätigt. So beschreibt beispielsweise eine Interviewpartnerin, dass sie auf ihrem Wohnbereich „*auch kein gut funktionierendes Team*" hat:

[...] wir haben eine hohe Fluktuation unter den Mitarbeitern und dadurch natürlich auch kein gut funktionierendes Team, um das vorsichtig auszudrücken. (Int-4, Z: 28-30)

Die Tatsache, dass das Team ‚nicht gut funktioniert', wird auf eine hohe Mitarbeiterfluktuation zurückgeführt. Sicherlich bedingen sich beide Tatsachen auch gegenseitig: Durch die hohe Mitarbeiterfluktuation kann das Team nicht zusammenwachsen und wird als ‚nicht gut funktionierend' wahrgenommen. Gleichzeitig führt dieser Zustand aber zweifellos auch dazu, dass viele Kolleginnen und Kollegen das Team schnell wieder verlassen. Folglich erscheint es unter diesen Bedingungen schwierig, sich auf die Stärken und Schwächen der Kolleginnen und Kollegen einzustellen und eine routinierte Zusammenarbeit zu erreichen.

Insgesamt betrachtet scheint im integrativen Setting, im Gegensatz zum segregativen Bereich, auf Seiten der Angehörigen ein besseres Verständnis für die demenzielle Erkrankung der BewohnerInnen zu bestehen. Hierfür stellen die Angehörige in diesem Setting höhere Erwartungen an die Pflegenden. Auch wenn in der Konsequenz in beiden Fällen zeitintensive, einfühlsame Gespräche notwendig sind, kann dennoch unterstellt werden, dass die hieraus resultierenden Herausforderungen in den beiden Settings voneinander abweichen. Während die Pflegenden im segregativen Setting zunächst Vorwürfe entkräften und ein generelles Krankheitsverständnis bei den Angehörigen aufbauen müssen, ist es im integrativen Bereich erforderlich, die emotional angespannte Situation der Angehörigen zu ergründen und gemeinsam Lösungswege zu erarbeiten. Die Zusammenarbeit mit den Vorgesetzten kann im segregativen Setting teilweise als anspruchsvoll bezeichnet werden. Das fehlende Vertrauen der Vorgesetzten sowie das Desinteresse an der Arbeitssituation der Pflegenden stellen in diesem Bereich die zentralen Herausforderungen dar. Im Gegensatz hierzu werden im integrativen Setting keine vergleichbaren Herausforderungen wahrgenommen. Die Zusammenarbeit der Kolleginnen und Kollegen untereinander ist hingegen in beiden Bereichen mit Herausforderungen verbunden. Während im segregativen Setting die unzureichende fachliche und persönliche Qualifikation im Vordergrund steht, wird im integrativen Setting deutlich, dass keine gegenseitige Vertrauensbasis vorherrscht.

6.3 Herausforderungen durch den Personalmangel

In der Altenpflege kann allgemein ein Mangel an Fachkräften postuliert werden (siehe auch Kapitel 2). Die hieraus erwachsenden Herausforderungen stellen sich in den beiden untersuchten Settings jedoch sehr unterschiedlich dar. Als auffallend ist zu bezeichnen, dass im integrativen Setting lediglich von einer Interviewpartnerin geäußert wurde, dass ihre Einrichtung „sehr ungünstig mit den Fachkräften" (Int-4, Z: 5-6) besetzt ist. Der Versuch, diesen Personalmangel mit der Einstellung von Pflegehelferinnen und -helfern zu kompensieren, führt jedoch zu einer relevanten Herausforderung:

Ähm, ganz klar, Rückfragen von den Pflegehelfern, das heißt mein Telefon geht von morgens sieben bis mittags um eins. Das heißt, ähm ich hab selten die Gelegenheit nen Bewohner in Ruhe zu versorgen, ohne die Versorgung unterbrechen zu müssen, weil das Telefon geht, weil ich mir irgendwas angucken muss, ähm weil ein Pflegehelfer irgendein Problem hat [...] (Int-4, Z: 38-42)

Da die PflegehelferInnen einige Tätigkeiten nicht durchführen können oder dürfen (insbesondere im Bereich der Behandlungspflege), müssen die Pflegenden mit einer dreijährigen Ausbildung als AnsprechpartnerInnen zur Verfügung stehen. Dies hat zur Folge, dass die Pflegenden ihrer eigenen Arbeit nicht mit der notwendigen Ruhe und nicht ohne Unterbrechungen nachkommen können. Insbesondere bei der Versorgung der kognitiv nicht eingeschränkten BewohnerInnen kann dieser Umstand zur Verstärkung der bereits vorhandenen Herausforderungen führen. Diese reagieren zum Teil bereits mit Ungeduld, da die Versorgung auch aufgrund der demenziell erkrankten BewohnerInnen unterbrochen werden muss (siehe Kapitel 6.1). Es ist daher davon auszugehen, dass sich die häufigen Unterbrechungen, die aus dem Personalmangel resultieren, negativ auf die Beziehung zu den BewohnerInnen auswirkt und die Organisation der Arbeitsabläufe weiter erschwert.

Auch im segregativen Setting wird ein Personalmangel wahrgenommen. Anders als im integrativen Setting wird dieser jedoch generalisiert und nicht ausschließlich auf einen Mangel an Fachkräften bezogen:

Dann sollst Du denen gerecht werden, hast aber zu wenig Personal. [...] Wenn Du mit zwei Personen im Spätdienst bist, für 30 Demenzkranke. (Seg-1, Z: 9-11)

Es wird von den Pflegenden erwartet, dass sie den Bewohnerinnen und Bewohnern „*gerecht werden*". Sicherlich ist es auch ihr eigenes Bestreben, die Versorgung der BewohnerInnen zu gewährleisten, es wird allerdings als Herausforderung erlebt, dass lediglich zwei Pflegende für 30 demenziell erkrankte BewohnerInnen zuständig sind. In der Konsequenz können sich die Pflegenden „*nicht richtig drum kümmern*" (Seg-1, Z: 84). Das heißt, die Versorgung kann nicht in der Form erfolgen, wie es die Pflegenden für notwendig erachten, womit die eigenen und von außen gestellten Erwartungen nicht mehr erfüllt werden können. Die hohe Relevanz der Herausforderung, die Versorgung mit zu wenig Personal sicherzustellen, zeigt sich auch in der folgenden Aussage:

Das ist auf einer Demenzebene auch ganz wichtig, also bloß keine Hektik, weil die Bewohner die merken das natürlich wenn man (..) sonst zu viert ist zum Beispiel im Dienst, und auf einmal nur zu zweit wegen Krankenstand. Dann merken die das eindeutig und dann machen die auch natürlich mehr Stress und dann macht das Personal sich aber auch mehr Stress. (Seg-2, Z: 94-98)

Der Personalmangel und die daraus entstehenden Herausforderungen bei der Versorgung der BewohnerInnen bedingen sich gegenseitig. Die demenziell erkrankten BewohnerInnen „*merken das natürlich*", wenn zu wenig Personal im Dienst ist und ‚machen dann auch mehr Stress', worauf die Pflegenden mit „*mehr Stress*" reagieren. In der Folge ist meiner Zunahme der Herausforderungen zu rechnen, da sich die Situation ‚hochschaukelt':

Dann schaukelt sich das hoch, dann macht die eine mit der des und der andere mit der des und dann (.) ist ein Chaos und dann stehst Du mitten drin und sagst erst mal "Ok, schauen wir mal". Erst mal entwirren, keine Ahnung. (Seg-1, Z: 84-87)

Es wird notwendig die Situation zu „*entwirren*" da ein Chaos entsteht, in dem auch die BewohnerInnen miteinander interagieren. Da der Zustand ‚entwirrt' werden muss, ist davon auszugehen, dass die Verhaltensauffälligkeiten der BewohnerInnen zunehmen und dass diese einander auch verbal oder körperlich angehen. Die Bewältigung dieser Herausforderung scheint darüber hinaus nicht immer problemlos zu sein, viel mehr wird eine gewisse Ratlosigkeit und Resignation erkennbar. Die Interviewpartnerin äußert, dass sie „*keine Ahnung*" hat was neben der ‚Entwirrung' notwendig ist, um die Situation zu beruhigen. Aufgrund der hohen fachlichen Qualifikation kann jedoch unterstellt werden, dass dies eher auf die fehlende Möglichkeit zur dauerhaften Einflussnahme auf diese Situationen abzielt. Hierfür wäre eine Veränderung des Personalschlüssels notwendig, worauf die Interviewpartnerin jedoch keinen Einfluss nehmen kann. Neben der Notwendigkeit, das entstandene „*Chaos*" zu „*entwirren*", verursacht der Personalmangel auch Herausforderungen, die in der Unvorhersehbarkeit der Situationen begründet liegen, wie das folgende Zitat veranschaulicht:

Also das ist einfach durch diesen Personalschlüssel, auch wenn der vielleicht (.) relativ gut ist im Gegensatz zu anderen Einrichtungen, aber zu zweit abends, wenn jeder auf irgendeinem Zimmer ist, ist halt sozusagen alles offen was passieren könnte, gell. Und das find ich halt zum Beispiel als ne Situation- da kommen wir auch nicht dazu Pause zu machen oder sonst irgendwas, ne. (Seg-4, Z: 108-113)

Es wurde bereits überzeugend deutlich, dass die BewohnerInnen im segregativen Setting sehr viel Aufmerksamkeit benötigen (siehe Kapitel 6.1). Durch den Personalmangel kann ihnen diese Aufmerksamkeit jedoch nicht zuteilwerden. Stattdessen ist *„alles offen was passieren könnte"*, da kein Personal vorhanden ist, um die BewohnerInnen zu beaufsichtigen während sich die Pflegenden in den Bewohnerzimmern befinden. Diese Situationen sind demnach unvorhersehbar und die Pflegenden haben keine Möglichkeit sie zu kontrollieren. Darüber hinaus entstehen jedoch auch zeitliche Engpässe, die dazu führen, dass Erholungsphasen entfallen und auch sonstige Arbeiten nicht ausgeführt werden können. In der Folge ist davon auszugehen, dass hieraus entweder Defizite bei anderen Arbeiten (beispielsweise administrative Tätigkeiten) anfallen oder eine Kompensation durch Überstunden als notwendig erachtet wird.

In der Gegenüberstellung zeigt sich somit, dass der Personalmangel im integrativen Setting insbesondere als Fachkräftemangel wahrgenommen wird. Aus diesem Mangel resultiert, dass die Pflegenden als AnsprechpartnerInnen für geringer qualifizierte Kolleginnen und Kollegen zur Verfügung stehen müssen und aus diesem Grund ihre Arbeit häufig unterbrechen müssen. Im segregativen Setting wird hingegen deutlich, dass sich ein genereller Mangel an Pflegenden abzeichnet. Die Pflegenden stehen hierbei vor der Herausforderung, dass sie dennoch eine gute Versorgung der BewohnerInnen sicherstellen wollen. Hierfür fehlt ihnen aber die Möglichkeit, die BewohnerInnen umfassend zu beaufsichtigen. Aus dieser fehlenden Kontrollmöglichkeit ergibt sich auch die Herausforderung mit unvorhersehbaren Situationen umgehen zu müssen, woraus wiederum Stress und Hektik hervorgehen können, die sich auf die BewohnerInnen übertragen und die Bewältigung der Herausforderungen erschweren.

6.4 Positive Aspekte

Die positiven Aspekte, die von den Pflegenden wahrgenommen werden beziehen sich in beiden Settings ausschließlich auf die Interaktion mit den Bewohnerinnen und Bewohnern sowie mit deren Angehörigen. Im integrativen Setting stehen *„vor allem die Rückmeldungen der Bewohner"* (Int-3, Z: 304), die sehr direkt geäußert werden, im Vordergrund. Ein Interviewpartner schildert hierzu:

Eine Bewohnerin die ist gekommen, die hat gesagt "Mir gehts hier so gut, so gut ist es mir noch nie gegangen!". Das ist Lohn genug für die Arbeit die wir gemacht haben, wenn das jemand sagt "Ich fühle mich hier wohl, ich fühle mich zuhause!". (Int-3, Z: 314-317)

Die Äußerungen der BewohnerInnen, dass sie sich in der Pflegeeinrichtung ‚wohl und zuhause" fühlen, werden als ausreichender ‚Lohn für die Arbeit' angesehen und sind somit als bedeutsamer positiver Aspekt zu werten. Neben diesen Rückmeldungen ist es jedoch auch das Interesse der BewohnerInnen an den Pflegenden, welches positiv wahrgenommen wird:

Ähm, bei manchen Bewohnern, ich hab eine Bewohnerin im Kopf, die hat über 20 Jahre bei uns im Altenheim gewohnt und die wusste definitiv wann ich Urlaub hatte, wann ich frei hatte, wann ich wieder da bin. Also die konnte das genau sagen und die kam dann auch morgens schon immer "Ich wusste Du kommst heute und schön, dass Du wieder da bist. Wie war Dein Urlaub?" und das sind wirklich so Sachen wo ich denke "Ok, das ist es!" (Int-4, Z: 273-278)

Die BewohnerInnen zeigen demnach Interesse am Leben der Pflegenden und freuen sich auch, wenn diese, zum Beispiel nach dem Urlaub, wieder im Dienst sind. In diesen Momenten merken die Pflegenden, dass sie den richtigen Beruf ergriffen haben und es wird deutlich, dass sie hieraus die Kraft für die Herausforderungen beziehen die sie bewältigen müssen. Dies zeigt sich auch der folgenden Aussage einer Interviewpartnerin:

*Was positives, also dieses "Danke" des brauch ich nicht, ehrlich gesagt nicht. Weil, die Leute danken Dir für jeden Schritt. Die meinen es auch **ehrlich**. [...] Aber ich mach die Arbeit nicht für dieses "Danke". Sondern, ja (.) ich habs mir rausgesucht weil, weil es ist was, was ich machen möchte. (Int-2, Z: 511-516)*

Es kommt den Pflegenden in erster Linie nicht auf die Dankbarkeit der BewohnerInnen an. Viel mehr ist es die Möglichkeit, den Beruf ausüben zu können, für den man sich entschieden hat. Die Rückmeldungen und das Interesse der BewohnerInnen sind demnach eine entscheidende Bestätigung sowohl für die eigene Berufswahl als auch für die geleistete Arbeit. Letztlich stellt es für die Pflegenden auch einen bedeutsamen positiven Aspekt dar, wenn die BewohnerInnen Vertrauen zu ihnen haben:

Also, dass sie auf die Stimme reagieren und dass sie einfach mit uns lachen und, und ja, das Vertrauen auch haben, auch wenn irgendwas mal ist, irgendwas unangenehmes und das ist einfach schon irgendwo, das Du teilweise auch was zurückkriegst irgendwie. Ja (.) ja. (Int-5, Z: 387-390)

Dieses Vertrauen wird insbesondere dann wahrgenommen, wenn sich die BewohnerInnen auch mit unangenehmen Dingen an sie wenden. In diesen Momenten haben sie das Gefühl, ,auch was zurückzukriegen' und somit eine Entlohnung für ihre Arbeit zu erfahren.

Wie bereits eingangs erwähnt, gehen für die Pflegenden auch aus der Zusammenarbeit mit den Angehörigen positive Aspekte hervor. Von diesen erhalten sie, vergleichbar mit den Bewohnerinnen und Bewohnern, ebenfalls eine positive Bestätigung für die geleistete Arbeit:

> *Und dann kommen ja noch die Angehörigen, wenn die sagen "So etwas haben wir uns nicht vorgestellt in einem Heim!".[...]Ein Zeichen dafür, dass wir richtig handeln, das wir irgendwas richtig machen. (Int-3, Z: 325-328)*

Wenn die Vorstellungen, die die Angehörigen von einem Heim haben, übertroffen werden, ist dies als Beleg dafür zu sehen, dass die Pflegenden „*irgendwas richtig*" gemacht haben. Der positive Aspekt bei der Zusammenarbeit mit den Angehörigen besteht somit hauptsächlich in der Bestätigung ,richtig zu handeln' und seine Arbeit gut zu machen. Auch im segregativen Setting werden vergleichbare positive Aspekte bei der Zusammenarbeit mit den Angehörigen wahrgenommen:

> *Und eben auch die Angehörigen die sagen, wie gut sie die Pflege finden und wie sie erleben, dass die, der zu Pflegende sich so positiv entwickelt hat und wieder am Leben teilnimmt bei uns. (Seg-3, Z: 120-122)*

Angehörige, die sich positiv über die Entwicklung der BewohnerInnen äußern sind demnach ein positiver Aspekt für die Pflegenden. Die Bestätigung der Angehörigen kann hierbei auch mit einer Wertschätzung der geleisteten Arbeit gleichgesetzt werden, weshalb diesem Aspekt eine zentrale Bedeutung beigemessen werden kann. Dies verdeutlicht auch die folgende Aussage:

> *Dann auch Wertschätzung von Angehörigen, wenn die kommen und sagen "Ach, die Mutti hat erzählt sie hat nachts um drei mit der Mutti Blumenkästen bepflanzt weil sie nicht schlafen konnte" Das ist super schön. Oder einfach Wertschätzung, egal von wem. (Seg-3, Z: 295-299)*

Die direkte Rückmeldung über die geleistete Arbeit wird hier als bedeutsamer positiver Aspekt erlebt. Sie erhalten auf diesem Weg zum einen die Bestätigung, dass sie ihre Arbeit gut machen. Andererseits erfahren die Pflegenden auch, dass ihre Arbeit von anderen wahrgenommen und anerkannt wird. Darüber hinaus nehmen die Pflegenden aber auch bei der Arbeit mit den Bewohnerinnen und Bewohnern positive Aspekte wahr. Eine Interviewpartnerin äußert sich hierzu wie folgt:

> *Das sind eigentlich nur die Bewohner. [...] Die dann (..) auf mich reagieren, positiv. Im Moment gibts sonst gar nix anderes [...] (Seg-1, Z: 114-116)*

Es wird drastisch deutlich, dass ausschließlich die Reaktionen der BewohnerInnen als positive Aspekte wahrgenommen werden. Die Tatsache, dass es „*im Moment*" keine anderen Aspekte gibt, lässt darüber hinaus vermuten, dass zumindest andere positive Aspekte vorstellbar sind oder bereits vorhanden, aktuell jedoch nicht wahrgenommen werden. Die positiven Reaktionen der BewohnerInnen sind zum Teil ebenfalls relativ offensichtlich, auch wenn sie, im Gegensatz zum integrativen Setting, nicht verbal geäußert werden:

> *Ähm (..) das Lächeln das Du auf den Gesichter gesehen hast, wenn sie zufrieden und glücklich gewesen sind. [...] Das sind so Sachen wo ich sag, dafür geh ich arbeiten. (Seg-3, Z: 292-295)*

Die Pflegenden nehmen bei den Bewohnerinnen und Bewohnern eher nonverbale Signale war und sehen diese als Bestätigung für ihre Arbeit an. Hierbei deutet sich bereits an, dass die positiven Aspekte im segregativen Bereich nicht aus direkten, verbalen Rückmeldungen der BewohnerInnen bestehen. Viel mehr ist es notwendig, das Verhalten der BewohnerInnen ‚interpretieren zu können':

> *Das sind dann schon ganz viele Freuden, besonders der direkte Kontakt, wenn Feedback kommt von den Bewohnern. Und das kommt immer, man muss es eben nur interpretieren können. (Seg-5, Z: 122-124)*

Der direkte Kontakt zu den Bewohnerinnen und Bewohnern ist für die Pflegenden mit vielen Freuden verbunden, wenn diese den Pflegenden ein „*Feedback*" geben. Die Pflegenden müssen jedoch über die Fähigkeit verfügen, diese Rückmeldungen richtig interpretieren und als positive Aspekte wahrnehmen zu können. Dies soll auch anhand der folgenden Aussage weiter verdeutlicht werden:

> *Eigentlich hab ich so das Gefühl irgendwas passiert täglich, im Kleinen, irgendwo am Rand. Irgendein Bewohner der seit Ewigkeiten nicht mehr gesprochen hat sagt plötzlich irgendwas, solche Sachen. (Seg-4, Z: 398-400)*

Der Interviewpartner verdeutlicht sehr anschaulich, dass jeden Tag „*im Kleinen, irgendwo am Rand*" etwas positives geschieht. Diese ‚kleinen' Aspekte müssen folglich ebenfalls wahrgenommen werden und stellen dann eine positive Bereicherung in der täglichen Arbeit dar.

Es wird deutlich, dass sich die positiven Aspekte die im segregativen und integrativen Setting wahrgenommen werden, sehr ähnlich sind und auf die Rückmeldungen und die Wertschätzung der BewohnerInnen und deren Angehörigen beziehen. Der wesentliche Unterschied besteht jedoch darin, dass die Pflegenden im segregativen Setting die positiven Aspekte, die in Zusammenhang mit den BewohnerInnen stehen, zunächst erkennen und richtig interpretieren müssen, um sie als solche wahrnehmen zu können. Im integrativen Setting werden die Rückmeldungen hingegen sehr direkt geäußert.

7 Diskussion der Erkenntnisse

Die dieser Ausarbeitung zugrunde liegenden Untersuchung verfolgte das Ziel zu ermitteln, welche Herausforderungen Pflegende in der stationären Altenhilfe in einem
segregativen bzw. integrativen Setting erleben. Hierbei wurde die Frage fokussiert, ob
und wie sich diese Herausforderungen in den beiden Settings unterscheiden. Darüber
hinaus sollten die positiven Aspekte, die Pflegende im Rahmen ihrer Arbeit wahrnehmen, erhoben werden. Auf Grundlage der in Kapitel 6 vorgestellten Ergebnisse werden
die zentralen Erkenntnisse im Folgenden, unter Berücksichtigung des in Kapitel 3
dargestellten Forschungsstandes, diskutiert und die aufgeworfenen Fragen damit
beantwortet.

Kontrastierende Erkenntnisse
Zunächst kann festgestellt werden, dass die Arbeit mit demenziell erkrankten Bewohnerinnen und Bewohnern häufig als Herausforderung empfunden wird (Heinemann-
Knoch et al. 1998: 216; Simon et al. 2005: 19). Die Ergebnisse sprechen dafür, dass dies
vor allem von den Pflegenden im segregativen Setting in vergleichbarer Weise erlebt
wird, da sie häufig mit Agitation in motorischer, verbaler und vokaler Art konfrontiert
werden und dies als Herausforderung wahrnehmen. In Übereinstimmung mit bisherigen
Forschungsergebnissen werden beispielsweise der hohe Bewegungsdrang, zum Teil in
Verbindung mit Hinlauftendenzen, sowie ständiges schreien und rufen (Blass et al.
2008: 50) von Worten oder Wortsilben als herausfordernd erlebt. Des Weiteren stehen
die Pflegenden den teils aggressiven oder abwehrenden Verhaltensweisen der BewohnerInnen gegenüber (Rüsing et al. 2008: 311). Mit dem Abwehrverhalten geht gleichzeitig
die Anforderung einher, dass die Pflegenden schwierige Entscheidungen treffen und
verschiedene Handlungsalternativen abwägen müssen, um die Versorgung bestmöglich
zu gewährleisten. Demgegenüber wird jedoch auch die Suche nach Aufmerksamkeit als
problematisch erlebt (Brodaty et al. 2003: 586).

Schließlich stellen auch die eingeschränkten Kommunikationsmöglichkeiten mit den
demenziell erkrankten Bewohnerinnen und Bewohnern eine bedeutsame Herausforderung im segregativen Setting dar. Hierbei ist auch davon auszugehen, dass die
fehlende Möglichkeit, in einen Dialog mit diesen Bewohnerinnen und Bewohnern zu
treten, den Umgang mit den herausfordernden Verhaltensweisen weiter erschwert.
Gängige sprachbezogene pflegerische Interventionen, wie beispielsweise Validation

oder biografiebezogene Gespräche, die die Interaktion mit den Bewohnerinnen und Bewohnern positiv beeinflussen sollen, können in diesem Fall nicht mehr angewendet werden. Folglich sind die Handlungsmöglichkeiten teilweise eingeschränkt und der Umgang mit den Verhaltensauffälligkeiten wird erschwert. An dieser Stelle zeigt sich ein bedeutsamer Unterschied zwischen den beiden Settings: Die herausfordernden Verhaltensweisen der demenziell erkrankten BewohnerInnen werden, im integrativen Setting, im Gegensatz zum segregativen, eher positiv, als Zeichen von Lebendigkeit, interpretiert. Dieser Umstand erscheint gerade deshalb bemerkenswert, da auf Grundlage der bisherigen Forschungsergebnisse eine gegenteilige Tendenz zu erwarten gewesen wäre. Die vorliegenden vergleichenden Untersuchungen von Reggentin und Dettbarn-Reggentin (2006), Weyerer et al. (2006) sowie Oppikofer et al. (2009) kamen übereinstimmend zu dem Resultat, dass die Arbeit mit dieser Klientel im integrativen Setting deutlich herausfordernder wahrgenommen wird als im segregativen Bereich (siehe hierzu auch Kapitel 3.2.7). Dies kann damit begründet werden, dass die Pflegenden im segregativen Setting, möglicherweise noch stärker als im integrativen Setting, damit konfrontiert werden, dass sie den Bewohnerinnen und Bewohnern nicht helfen können. Hieraus können Überforderung, Ungeduld und mangelndes Verständnis für die BewohnerInnen resultieren (Kruse et al. 1992: 133), wodurch die wahrgenommenen Herausforderungen, auch aufgrund der fehlenden Einflussmöglichkeiten, verstärkt werden können. Als weiteren Erklärungsansatz für diesen Unterschied können auch die auftretenden Wechselwirkungen zwischen den verschiedenen Herausforderungen, die sich in der Folge gegenseitig verstärken könnten, herangezogen werden. So müssen beispielsweise dem Personalmangel (Zimber et al. 2000: 69) sowie der Qualifikation der Pflegenden (Blass et al. 2008: 52) eine besondere Bedeutung beigemessen werden.

Auch bei diesen Herausforderungen unterscheiden sich die beiden Settings nicht unerheblich. Während im integrativen Bereich explizit der wahrgenomme Fachkräftemangel thematisiert wurde, wird im segregativen Setting ein genereller Personalmangel deutlich. Dieser Personalmangel führt dazu, dass die Versorgung der BewohnerInnen nicht in der Form erfolgen kann, wie es die Pflegenden für angemessen erachten würden. Zudem verursacht der Personalmangel bei den Pflegenden Hektik und Stress, welche sich auf die BewohnerInnen übertragen und eine Zunahme der Verhaltensauffälligkeiten verursachen können. Daher muss an dieser Stelle kritisch hinterfragt werden, inwieweit die „Vergütungszuschläge für Pflegebedürftige mit erheblichem allgemeinen Betreuungsbedarf" (§ 87b SGB XI) eine adäquate Versorgung der BewohnerInnen unterstützen können bzw. ob die Voraussetzungen für die Bewilligung dieser Zuschläge von den Einrichtungen überhaupt erbracht werden.

Des Weiteren scheint sich die Zusammenarbeit mit den Kolleginnen und Kollegen sowie mit den Vorgesetzten im segregativen Setting, im Gegensatz zum integrativen Setting, herausfordernder zu gestalten. Neben dem Desinteresse und der fehlenden Rücksichtnahme der Vorgesetzten wird im segregativen Bereich auch deutlich, dass die Pflegenden teilweise nicht an einer Aktualisierung ihres Fachwissens interessiert sind. Zudem muss in einigen Fällen scheinbar generell die persönliche Eignung für eine Tätigkeit in diesem Setting hinterfragt werden. Es ist vorstellbar, dass diese Einschränkungen bei der persönlichen und fachlichen Qualifikation dazu führen können, dass die Versorgung der BewohnerInnen nicht in der Form erfolgt, wie es aufgrund der zugrunde liegenden Erkrankung der BewohnerInnen sowie den allgemeinen Anforderungen in diesem speziellen Setting, notwendig erscheint (Kruse/Schmitt 1999: 163). Beide Aspekte, der generelle Mangel an Pflegenden sowie die teilweise unzureichende Qualifikation der Kolleginnen und Kollegen, können dazu beitragen, dass die herausfordernden Verhaltensweisen der BewohnerInnen intensiviert werden. Zusätzlich muss hinterfragt werden ob die BewohnerInnen im segregativen Setting möglicherweise von Beginn an bereits schwerer wiegende Verhaltensauffälligkeiten aufweisen. Wie in Kapitel 6.1 bereits dargestellt wurde, kann in diesem Bereich in der Form von einer Veränderung der Klientel ausgegangen werden, dass diese im Gegensatz zu früher als ‚krasser‘ (Seg-1, Z: 9) empfunden werden. Ein weiteres Indiz hierfür kann darin gesehen werden, dass in den vergangenen Jahren eine Zunahme der demenziellen Erkrankungen allgemein (Weyerer et al. 2001: 9; Brüggemann et al. 2009: 148; Sütterlin et al. 2011: 14; Bartholomeyczik/Holle 2012: 945) und in den Einrichtungen der stationären Altenhilfe im Besonderen (Weyerer 2005: 21; Schäufele et al. 2007: 169) zu verzeichnen ist. Darüber hinaus weisen viele dieser BewohnerInnen neuropsychiatrische Symptome auf (Kuhlmey 2011a: 47), wodurch auch eine Zunahme der herausfordernden Verhaltensweisen vermutet werden kann. Es ist somit denkbar, dass BewohnerInnen, die derartige Symptome aufweisen, bevorzugt auf segregativen Wohnbereichen untergebracht werden, um eine auf ihre Erkrankung abgestimmte Versorgung zu ermöglichen.

Letztlich muss, um die festgestellten Unterschiede erklären zu können, auch die Wahrnehmung und Interpretation der Verhaltensauffälligkeiten demenziell erkrankter BewohnerInnen im integrativen Setting genauer betrachtet werden. Es konnte aufgezeigt werden, dass die Pflegenden in diesem Bereich häufig mit der Klärung von Konflikten zwischen kognitiv nicht eingeschränkten und demenziell erkrankten Bewohnerinnen und Bewohnern konfrontiert werden (Radzey/Heeg 2001: 19-20; Brüggemann et al. 2009: 151). Als Auslöser für diese Konflikte werden scheinbar die kognitiv nicht eingeschränkten

BewohnerInnen angesehen, da diese ihren Unmut über das Zusammenleben mit den verhaltensauffälligen Bewohnerinnen und Bewohnern offen zeigen und hierdurch Streitigkeiten auslösen. Des Weiteren ist zu berücksichtigen, dass die kognitiv nicht eingeschränkter BewohnerInnen die Pflegenden mit ihren direkt geäußerten Erwartungen und Anforderungen teilweise ebenfalls vor nicht unerhebliche Herausforderungen stellen. Dies geht in einigen Fällen so weit, dass die BewohnerInnen die Pflegenden ,belehren' und ihnen sagen, wie sie bestimmte Tätigkeiten auszuführen haben (Int-1, Z: 238-239). Durch die auf diese Weise mitgeteilten Ansprüche wird die Versorgung der BewohnerInnen zum Teil als sehr zeitaufwendig erlebt. Insbesondere dann, wenn die BewohnerInnen mehrfach klingeln, gelangen die Pflegenden hierbei auch ,an ihre Grenzen' (Int-5, Z: 185-191). Hierbei muss nun hinterfragt werden, ob die demenziell erkrankten BewohnerInnen deshalb als weniger herausfordernd erlebt werden, weil sie, im Gegensatz zu den kognitiv nicht eingeschränkten Bewohnerinnen und Bewohnern, ihre Ansprüche nicht verbalisieren und direkt zum Ausdruck bringen können. In der Folge könnten sie als anspruchsloser oder leichter zufriedenzustellen wahrgenommen und ihre Verhaltensauffälligkeiten als weniger herausfordernd empfunden werden als ihre kognitiv nicht eingeschränkten MitbewohnerInnen.

Abschließend sei auch auf die kontrastierenden Erkenntnisse bei den Herausforderungen aus der Zusammenarbeit mit den Angehörigen verwiesen. Während die Ergebnisse darauf hindeuten, dass die Herausforderungen im segregativen Setting aus dem fehlenden Krankheitsverständnis der Angehörigen resultieren, sind sie im integrativen Setting eher in den hohen Erwartungen und Anforderungen der Angehörigen begründet (Kruse/Schmitt 1999: 159). Davon ausgehend, dass die BewohnerInnen im segregativen Setting möglicherweise die gravierenderen Verhaltensauffälligkeiten zeigen und somit auch die größeren Herausforderungen verursachen, ist es vorstellbar, dass die Angehörigen mit den auftretenden Symptomen der BewohnerInnen überfordert sind. Für die Angehörigen sind die konkreten Ausmaße, die diese herausfordernden Verhaltensweisen annehmen, daher evtl. noch schwieriger zu akzeptieren. Im integrativen Setting hingegen führt möglicherweise der Kontakt zu den kognitiv nicht eingeschränkten Bewohnerinnen und Bewohnern einen Auslöser für die hohe Erwartungshaltung der Angehörigen dar. Sie werden ggf. damit konfrontiert, dass diese BewohnerInnen einige Tätigkeiten noch selbstständig ausführen können, die ihre Angehörigen nicht mehr durchführen können. Möglicherweise werden von den Angehörigen auch die therapeutischen Bemühungen, wie zum Beispiel ergo- oder physiotherapeutische Maßnahmen, welche insbesondere nach neurologischen Erkrankungen häufig verordnet und durchgeführt werden, bei den anderen BewohnerInnen wahrgenommen. In der Folge kann der Eindruck entstehen, dass die eigenen Angehörigen weniger Leistungen erhalten, wodurch die Anspruchshaltung steigen kann.

Weitere Erkenntnisse

Da die Erkenntnisse, die aus den weiteren Kategorien hervorgehen, die bisherige Forschungslage in weiten Teilen bestätigen und keine relevanten Unterschiede zwischen dem segregativen und integrativen Setting festzustellen sind, werden diese im folgenden Abschnitt nur kurz dargestellt. Stattdessen werden im Anschluss die Erkenntnisse zu den (gesundheitlichen) Auswirkungen der Herausforderungen fokussiert, mögliche Zusammenhänge zu weiteren relevanten Kategorien, insbesondere den positiven Aspekten sowie den Ressourcen, diskutiert.

Bei den Herausforderungen, die unter der Kategorie „Weitere Herausforderungen durch die Arbeitsaufgabe" subsumiert wurden, steht – wie auch von Lohmann-Haislah (2012: 46) dargestellt – die gleichzeitige Betreuung verschiedener Arbeiten im Vordergrund. Als besonders bedeutsam kann hierbei die Anleitung von Schülerinnen und Schülern hervorgehoben werden, die ebenfalls zeitgleich mit anderen Arbeitsinhalten gewährleistet werden soll. Es erscheint fraglich, inwiefern unter diesen Voraussetzungen eine qualitativ hochwertige praktische Ausbildung des Pflegenachwuchses gewährleistet werden kann. Damit einhergehend ist eine angemessene Vorbereitung auf die Herausforderungen, die diese angehenden Pflegenden künftig bewältigen müssen, vermutlich ebenfalls nicht gegeben. Des Weiteren konnte die Durchführung pflegefremder, insbesondere administrativer und hauswirtschaftlicher Tätigkeiten, wie auch unter anderem von Simsa et al. (2004: 501) sowie Simon et al. (2005: 41) postuliert, ebenfalls in beiden Settings bestätigt werden. Die Tatsache, dass auch hauswirtschaftliche Tätigkeiten von den Pflegenden übernommen werden müssen, ist ein Hinweis dafür, dass scheinbar auch im Servicebereich ein Personalmangel vorliegt. Der Versuch, diesen Mangel auf Kosten der Pflegenden zu kompensieren, trägt sicherlich nicht zur Verbesserung der Arbeitssituation und zur besseren Bewältigung der bestehenden Herausforderungen bei.

Die Herausforderungen, die durch zeitliche Aspekte entstehen, sind unter anderem von Zeitmangel und Zeitdruck geprägt. Hieraus resultiert beispielsweise die fehlende Möglichkeit, angemessen auf die BewohnerInnen eingehen zu können (Kleina et al. 2012: 75). Auch die Herausforderungen aus dem Schicht- und Wechseldienst werden in Übereinstimmung mit der Literatur berichtet (Blass et al. 2008: 173; Lohmann-Haislah 2012: 60). Darüber hinaus werden von den Interviewpartnerinnen und -partnern jedoch auch fehlende bzw. lediglich vereinzelte Erholungstage und demgegenüber Arbeitsphasen von mehr als fünf Tagen als Herausforderung berichtet. Die Pflegenden sind folglich längere Zeit am Stück mit den bereits angeführten Herausforderungen konfrontiert und haben im Gegenzug nur einzelne Ausgleichstage. Es ist hierbei vorstellbar, dass sich die Kombination aus Schicht- und Wechseldienst sowie zu langen Arbeitsphasen nachteilig auf die Fähigkeit zur Bewältigung der Herausforderungen beiträgt. Insbesondere bei den psychischen Herausforderungen, die aus der Arbeit mit den Bewohnerinnen und Bewohnern resultieren, ist dieser Umstand äußerst kritisch zu betrachten. Schließlich ist auch zu berücksichtigen, dass von den Pflegenden, die einer Teilzeitbeschäftigung nachgehen, berichtet wird, dass sie in der kürzeren Arbeitszeit die ihnen zur Verfügung steht, den selben Arbeitsumfang zu verrichten haben wie ihre Kolleginnen und Kollegen, die eine Vollzeitstelle inne haben. Unter Berücksichtigung der Tatsache, dass in Einrichtungen der stationären Altenhilfe eine stetige Zunahme der Teilzeitbeschäftigungsverhältnisse zu verzeichnen ist (Pfaff 2013: 20), ist anzunehmen, dass den durch zeitliche Aspekte verursachten Herausforderungen eine wachsende Bedeutung beigemessen werden muss.

Bei den Herausforderungen, die aus den institutionellen Rahmenbedingungen resultieren, ist insbesondere die angemessene Auswahl der BewohnerInnen für die jeweiligen Wohnbereiche relevant. Die Herausforderung für die Pflegenden besteht hier nicht in der eigentlichen Auswahl, da dies vornehmlich in den Verantwortungsbereich der Vorgesetzten fällt, sondern im Umgang mit Bewohnerinnen und Bewohnern, deren Versorgung aufgrund ihrer Grunderkrankung auf dem Wohnbereich nicht angemessen sichergestellt werden kann. So wurde beispielsweise deutlich, dass im segregativen Setting BewohnerInnen mit drogeninduzierten psychiatrischen Störungen aufgenommen wurden, obwohl der notwendige Umgang mit dieser Klientel *„eigentlich ganz anders ist"* (Seg-1, Z: 72-75). Die Pflegenden werden somit, zusätzlich zu den Herausforderungen durch die Verhaltensauffälligkeiten der demenziell erkrankten BewohnerInnen, mit weiteren Herausforderungen durch die inadäquate Auswahl des Settings durch die

90

Vorgesetzten konfrontiert. Den Pflegenden ist bewusst, dass ‚eigentlich ein ganz anderer‘ Umgang mit diesen BewohnerInnen notwendig wäre, um eine angemessene Versorgung und damit auch eine Reduktion der Herausforderungen zu gewährleisten. Daher kann zwar davon ausgegangen werden, dass die notwendige fachliche Qualifikation grundsätzlich gegeben ist. Das spezielle Setting scheint jedoch nicht geeignet, den erforderlichen Umgang sicherzustellen. Zusätzlich können auf der institutionellen Ebene Herausforderungen aufgrund etablierter Strukturen festgestellt werden. Für die Pflegenden ist es hierbei „eine große Herausforderung, alte Strukturen aufzubrechen" (Int-4, Z: 15-16). Die Überwindung dieser Strukturen erscheint jedoch erforderlich, um eine Anpassung an die sich verändernden Anforderungen gewährleisten und die hieraus resultierenden Herausforderungen bewältigen zu können. An dieser Stelle sei beispielhaft auf das vermehrte Auftreten von Multimorbidität und chronischen Erkrankungen (BGW 2007: 10) sowie die damit einhergehende Notwendigkeit zur fortlaufenden Weiterentwicklung der medizinisch-technischen Kompetenzen der Pflegenden in Einrichtungen der stationären Altenhilfe verwiesen. Altbewährte Strukturen sind ggf. nicht vollumfänglich dazu geeignet, diesen Herausforderungen gerecht werden zu können.

Weitere Herausforderungen gehen in beiden Settings aus den gesellschaftlichen und politischen Rahmenbedingungen hervor; diese bestätigen die bisherigen Forschungsergebnisse in wesentlichen Teilen. So wird von den Interviewpartnerinnen und -partnern, in Übereinstimmung mit den Erkenntnissen von Kruse et al. (1992: 137) sowie Kruse und Schmitt (1999: 159), insbesondere die fehlende gesellschaftliche Wertschätzung als Herausforderung angeführt. Obwohl die Pflegenden unter den gegebenen Arbeitsbedingungen und trotz des bestehenden Personalmangels versuchen, eine bestmögliche Pflege der BewohnerInnen sicherzustellen, werden sie in der Öffentlichkeit dennoch mit der negativ behafteten Wahrnehmung ihrer Arbeit konfrontiert. Es erscheint nachvollziehbar, dass dies eine bedeutsame und nur schwer zu bewältigende Herausforderung darstellt. Darüber hinaus wird die politisch motivierte Zunahme der Anforderungen an die Pflegedokumentation sowie die gestiegene Notwendigkeit zur Erfüllung administrativer Tätigkeiten von Pflegenden aus beiden Settings als Herausforderung angeführt. Dieser Aspekt ist aus zwei Gründen bedeutsam: Zum einen sehen sich die Pflegenden mit der Situation konfrontiert, dass sie immer größere Zeitabschnitte auf die Erfüllung der Dokumentationspflichten aufbringen müssen. Die Zeit, die hierfür aufgewendet werden muss, steht wiederum nicht für die Versorgung der BewohnerInnen zur Verfügung. Es wurde jedoch auch deutlich, dass die Pflegenden hierin ihre Hauptaufgabe sehen und dass mit dieser Tätigkeit zahlreiche positive Aspekte verbunden sind (siehe hierzu auch Kapitel 6.4). Zum anderen deuten die Ergebnisse aber auch darauf hin, dass die Pflegenden die gestiegenen Anforderungen an die Pflegedokumentation, die in diesem Fall in den ebenfalls gestiegenen Qualitätsanforderungen zu begründen sind (Horn/Schaeffer 2011: 13), möglicherweise nicht vollständig nachvollziehen können. Dies wiederum kann als Hinweis dafür verstanden werden, dass die Ursachen und Hintergründe dieses Anforderungswandels nicht mit den Pflegenden kommuniziert wurden oder, dass sie nicht im angemessenen Umfang auf diese Herausforderungen vorbereitet wurden (Horn/Schaeffer 2011: 13).

Erkenntnisse zu den (gesundheitlichen) Auswirkungen der Herausforderungen
Die Pflegenden müssen im Rahmen ihrer täglichen Arbeit zahlreiche Herausforderungen bewältigen. Teilweise konnte jedoch auch festgestellt werden, dass diese Bewältigung nicht oder nur in eingeschränktem Umfang gelingt, das heißt, in diesen Fällen wirken die Herausforderungen bereits belastend. Die Pflegenden berichten in der Folge, dass sie ‚nervös werden' (Int-4, Z: 65) oder ‚frustriert' (Int-2, Z: 154) sind. Auch ‚Wut und Traurigkeit' (Seg-3, Z: 140) sowie ‚Stress' (Seg-4, Z: 147) oder eine ‚nervliche Anspannung' (Seg-5, Z: 46-47) können als Auswirkungen der Herausforderungen festgestellt werden. Ungeachtet dieser Tatsachen deuten die Ergebnisse darauf hin, dass die Herausforderungen und Belastungen nur wenig Einfluss auf den subjektiv wahrgenommenen Gesundheitszustand der Pflegenden haben. Nur sehr vereinzelt geben die InterviewpartnerInnen an, dass sie zum Beispiel *„schneller mal erkältet"* (Seg-4, Z: 229) sind oder, dass sie es ‚in den Knochen merken' (Int-5, Z: 203). Kleina et al. (2012: 110) konnten in ihrer Untersuchung ebenfalls feststellen, dass der größte Teil der Pflegenden ihren Gesundheitszustand als gut oder sehr gut einschätzen. Auf Grundlage der vorliegenden Erkenntnisse ist jedoch davon auszugehen, dass die Pflegenden nicht so häufig unter körperlichen Beschwerden leiden, wie es in der Stichprobe von Kleina et al. (2012: 81) ermittelt werden konnte.

Dieser Umstand ist insbesondere deshalb auffällig, da von den Pflegenden nur sehr geringe Möglichkeiten zur Einflussnahme berichtet wurden. So haben die Pflegenden im integrativen Setting beispielsweise lediglich im Rahmen der Mahlzeiten die Möglichkeit, über eine Umgestaltung der Sitzordnung, auf die Konflikte zwischen den kognitiv nicht eingeschränkten und den demenziell erkrankten Bewohnerinnen und

Bewohnern einzuwirken (Int-2, Z: 456-460). Klärende Gespräche zeigen hingegen, wie bereits in Kapitel 6.1 ausführlich dargestellt, keine Wirkung und entfallen somit als Lösungsstrategie. Auch im segregativen Setting erleben die Pflegenden keine Möglichkeit, auf die Verhaltensauffälligkeiten der BewohnerInnen Einfluss zu nehmen. Hierfür werden insbesondere der Personalmangel (Seg-1, Z: 94-97) bzw. die hieraus resultierenden eingeschränkten Versorgungsmöglichkeiten verantwortlich gemacht. In Anlehnung an das Anforderungs-Kontroll-Modell nach Karasek (siehe hierzu auch Kapitel 4.1) können demnach hohe Anforderungen (analog zu den Herausforderungen) bei gleichzeitig niedrigen Kontrollmöglichkeiten unterstellt werden. Aus dieser Kombination gehen in der Regel nachteilige Gesundheitseffekte hervor (Friedel/Orfeld 2002: 51; Mark/Smith 2012: 2), welche sich jedoch bei dem Sample, welches dieser Untersuchung zugrunde liegt, nicht widerspiegeln. Dies könnte nun als Beleg für die mangelnde empirische Validität des Modells (Lohmann-Haislah 2012: 14) und damit für eine insgesamt geringe Bedeutung der Herausforderungen sowie der Möglichkeiten zur Einflussnahme auf den Gesundheitszustand, herangezogen werden. Viel mehr ist jedoch davon auszugehen, dass das Anforderungs-Kontroll-Modell, wie Kritiker bereits in den 1980er Jahren anmerkten, eine stark vereinfachte Abbildung der Realität darstellt. Es wurde angenommen, dass neben den Kontrollmöglichkeiten weitere Ressourcen vorliegen, welche das Modell jedoch nicht berücksichtigt (Lohmann-Haislah 2012: 15). Diese Annahme kann den vorliegenden Erkenntnissen zufolge bestätigt werden, da von den Interviewpartnerinnen und -partnern zahlreiche weitere Ressourcen berichtet wurden, die einen positiven Einfluss auf die wahrgenommenen Herausforderungen haben können. Neben dem ‚Wissen über die Biografie‘ der BewohnerInnen, mit dessen Hilfe Verhaltensauffälligkeiten teilweise erklärt werden können (Seg-3, Z: 272), werden auch das ‚positive Klima‘ (Seg-4, Z: 337-339) sowie die ‚gegenseitige Unterstützung‘ (Int-1, Z: 250-251) im Team als Ressourcen angeführt. Darüber hinaus stellen insbesondere eine ‚gute Ausstattung mit Hilfsmitteln‘ (Int-2, Z: 302) und die ‚eigene Berufserfahrung‘ (Int-3, Z: 38-39) bedeutsame Ressourcen dar, die im Anforderungs-Kontroll-Modell nicht berücksichtigt werden.

Diese Ressourcen werden im transaktionalen Stressmodell nach Lazarus (siehe hierzu auch Kapitel 4.2) umfassender berücksichtigt, wodurch der positive Gesundheitszustand, trotz der vorliegenden Herausforderungen und Belastungen, möglicherweise besser erklärt werden kann. Es ist davon auszugehen, dass die herausfordernden Situationen, in Anlehnung an dieses Modell, primär als ‚stressend‘ bewertet und folglich als Herausforderung beurteilt werden, deren Bewältigung mit positiven Folgen oder mit einem Nutzen verbunden sein kann (Lazarus/Launier 1981: 236). In welcher Form diese primäre Bewertung erfolgt, ist maßgeblich von den eigenen Überzeugungen über die vorhandenen Bewältigungsressourcen abhängig, welche im Rahmen der sekundären Bewertung evaluiert werden (Lazarus/Launier 1981: 238-239; Bamberg et al. 2012: 11). Folglich ist davon auszugehen, dass die Pflegenden die wahrgenommenen Ressourcen in vielen Fällen als so umfassend beurteilen, dass ihnen eine Bewältigung der Herausforderungen möglich erscheint und damit negative gesundheitliche Effekte vermieden werden können. Darüber hinaus konnten Bewältigungsstrategien identifiziert werden, die die „Regulierung der Emotion" (Lazarus/Launier 1981: 246) und damit die Bewältigung der Herausforderungen unterstützen können. Von besonderer Relevanz ist hierbei der Aufbau eines professionellen Nähe-Distanz-Verhältnisses zu den Bewohnerinnen und Bewohnern, um die psychischen Herausforderungen bewältigen zu können. Die BewohnerInnen werden ‚nicht als Freunde' (Seg-4, Z: 241-242) gesehen, auch wenn ‚man sie gerne hat und auch mal drückt' (Seg-4, Z: 239-240). Auf diesem Weg können beispielsweise Herausforderungen im Umgang mit Tod und Sterben, denen die Pflegenden regelmäßig gegenüberstehen, besser bewältigt werden.

An einigen Stellen muss die Qualität einzelner Bewältigungsstrategien jedoch auch kritisch hinterfragt werden. Es wurde unter anderem deutlich, dass Pflegende zur Bewältigung der Herausforderungen die Verantwortung an den behandelnden Arzt oder an Kolleginnen und Kollegen abtreten und somit versuchen die Herausforderung zu umgehen (Int-1, Z: 294). Dieses Verhalten erscheint insbesondere in sehr herausfordernden Situationen durchaus nachvollziehbar und kann als kurzzeitig Erfolg versprechend angesehen werden. Eine dauerhafte Bewältigung der Herausforderungen scheint auf diesem Weg jedoch nicht sichergestellt zu sein. Zusätzlich deuten die vorliegenden Erkenntnisse darauf hin, dass in seltenen Fällen auch von einer Selbstmedikation mit bereits verordneten Psychopharmaka Gebrauch gemacht wird, um Belastungsfaktoren weiterhin tolerieren zu können (Seg-5, Z: 60-63). Die langfristige Wirksamkeit dieser Strategie muss sicherlich in Frage gestellt werden. Dieses Verhalten kann jedoch auch als Beleg dafür gesehen werden, dass die Bewältigung der psychischen Herausforderungen, im Vergleich zu den körperlichen, teilweise deutlich schwieriger gelingt (siehe hierzu auch Kapitel 6.1).

Letztlich können auch die positiven Aspekte, die die Pflegenden im Rahmen ihrer täglichen Arbeit wahrnehmen (siehe hierzu auch Kapitel 6.4), dazu beitragen, dass sich die bestehenden Herausforderungen nicht negativ auf den Gesundheitszustand auswirken. Die Pflegenden erfahren insbesondere bei der Zusammenarbeit mit den Bewohnerinnen und Bewohnern sowie mit deren Angehörigen eine Wertschätzung der von ihnen geleisteten Arbeit. Dieser Aspekt kann, in Anlehnung an das Modell der beruflichen Gratifikationskrisen (siehe hierzu auch Kapitel 4.3) auf sozioemotionaler Ebene als leistungsbezogene Belohnung verstanden werden (Siegrist 2005: 71). Auch wenn Pflegende allgemein die erhaltene Gratifikation für die von ihnen erbrachten Leistungen subjektiv teilweise als zu gering einstufen (Kluska et al. 2004: 121), kann bei dem Sample, welches dieser Untersuchung zugrunde liegt, davon ausgegangen werden, dass die leistungsbezogene Belohnung und die erbrachte Leistung in einem ausgewogenen Verhältnis zueinander stehen. Da die Zufriedenheit mit der Bezahlung (als Gratifikation auf der ökonomischen Ebene) bei den Pflegenden sehr gering ausfällt (Bispinck et al. 2012: 25), muss der Wertschätzung der Arbeit durch die BewohnerInnen und deren Angehörige, ein besonderer Stellenwert eingeräumt werden. Hierbei ist jedoch zu beachten, dass die Pflegenden im segregativen Setting häufig keine direkten, verbalen Rückmeldungen von den Bewohnerinnen und Bewohnern erhalten. Demnach ist der Qualifikation und der persönlichen Eignung der Pflegenden auch in diesem Zusammenhang ein hoher Stellenwert beizumessen. Nur, wenn die Pflegenden die positiven Rückmeldungen der demenziell erkrankten BewohnerInnen wahrnehmen können, sind diese auch geeignet, als Wertschätzung – und somit als leistungsbezogene Belohnung auf der sozioemotionalen Ebene – einzufließen und als protektiver Faktor zu wirken.

Insgesamt wird deutlich, dass die Pflegenden in Einrichtungen der stationären Altenhilfe vor einer Vielzahl von Herausforderungen stehen. In Abhängigkeit vom Versorgungskonzept für Menschen mit Demenz ergeben sich insbesondere aus der Arbeit mit den Bewohnerinnen und Bewohnern sehr unterschiedliche Herausforderungen. Auch die Herausforderungen aus dem erweiterten sozialen System divergieren in diesen beiden Settings. Andere Herausforderungen, die beispielsweise aus zeitlichen Aspekten, dem Personalmangel sowie institutionellen, gesellschaftlichen oder politischen Rahmenbedingungen resultieren, weisen unabhängig vom jeweiligen Versorgungsansatz große Ähnlichkeiten auf, die auch durch bereits vorliegende Forschungsergebnisse bestätigt werden können. Positiv zu vermerken ist, dass ebenfalls zahlreiche Ressourcen und positive Aspekte vorliegen, die die Pflegenden bei der Bewältigung dieser Herausforderungen unterstützen. Diese Aspekte sowie die verschiedenen Bewältigungsstrategien, die die Pflegenden entwickelt haben, tragen zudem dazu bei, dass der Gesundheitszustand der Pflegenden in beiden Settings, trotz der teilweise schwer zu bewältigenden Herausforderungen, subjektiv positiv wahrgenommen wird.

8 Fazit

Das Ziel der folgenden Ausführungen ist es, herauszustellen welchen Beitrag die vorliegende Untersuchung für Wissenschaft und Praxis leisten konnte. Hierfür wird zunächst die Bedeutung der Erkenntnisse für die Forschung dargelegt. Hierauf aufbauend werden im Rahmen einer Methodenreflexion unter anderem mögliche Limitationen der Untersuchung erläutert und nachfolgend Implikationen für weitere Forschungsvorhaben angeführt. Abschließend wird die Relevanz, die die Erkenntnisse für die Praxis besitzen, durch praktische Handlungsempfehlungen verdeutlicht.

Eigener Beitrag zur Wissenschaft

Mit der vorliegenden Untersuchung konnte ein Beitrag dazu geleistet werden, die Herausforderungen, die Pflegende im Rahmen ihrer Tätigkeit in Einrichtungen der stationären Altenhilfe erleben, weiter zu ergründen. Bislang war das wissenschaftliche Erkenntnisinteresse im Schwerpunkt auf die Belastungen der Pflegenden gerichtet. Hieraus ergibt sich eine negative Betrachtung der Herausforderungen, die von Beginn an in diese Untersuchungen mit eingeflossen ist. Auch wenn die vorliegende Ausarbeitung keinen Paradigmenwechsel einleiten kann, trägt sie dennoch dazu bei, die Herausforderungen, die den Belastungen zugrunde liegenden, neutral zu betrachten und in den Vordergrund zu stellen. Hierdurch werden auch die Bewältigungsmöglichkeiten, entsprechend ihrer praktischen Relevanz, umfassender berücksichtigt. Bei den bisherigen Forschungsvorhaben konnte hingegen festgestellt werden, dass beispielsweise die Ressourcen eher am Rande miterfasst wurden. Den positiven Aspekten, die die Pflegenden im Rahmen ihrer Arbeit erfahren, wurde bislang ebenfalls kaum Aufmerksamkeit geschenkt, obwohl sie – wie die Ergebnisse dieser Untersuchung nahelegen – einen maßgeblichen Einfluss auf den Gesundheitszustand der Pflegenden haben können.

Darüber hinaus konnten relevante Zusammenhänge zwischen den identifizierten Herausforderungen dargestellt werden. Hierdurch wurde deutlich, dass diese Herausforderungen nur selten losgelöst von anderen Faktoren betrachtet – und letztlich auch bewältigt – werden können. Vielmehr können teilweise komplexe Wechselwirkungen vermutet werden, wodurch sich die einzelnen Aspekte gegenseitig beeinflussen. Letztlich ist ein wesentlicher Beitrag dieser Untersuchung zum wissenschaftlichen Kenntnisstand darin zu sehen, dass eine kontrastierende Betrachtung der Herausforderungen, in Abhängigkeit vom umgesetzten Versorgungskonzept für Menschen mit

Demenz, durchgeführt wurde. Bislang wurde der Zusammenhang zwischen den wahrgenommenen Herausforderungen und dem zugrunde liegenden Versorgungskonzept kaum untersucht. Die bekannten Untersuchungen, die dieses Ziel teilten, verfolgten zudem ausnahmslos einen quantitativen Ansatz und waren somit ggf. nicht geeignet, das subjektive Erleben der Pflegenden vollumfänglich zu erfassen.

Methodenreflexion

Auch wenn der Durchführung der Untersuchung eine sorgfältige Vorbereitung sowie eine intensive Auseinandersetzung mit den zu beachtenden Gütekriterien qualitativer Forschung vorausgegangen ist, kann nicht ausgeschlossen werden, dass Aspekte vorliegen, die die Generalisierbarkeit der Ergebnisse beeinflussen. Generell erscheinen Experteninterviews für die Erhebung der wahrgenommenen Herausforderungen als sehr gut geeignet. Da die InterviewpartnerInnen über ein sehr detailliertes Wissen über die Gesetzmäßigkeiten in ihrem Arbeitsgebiet verfügen, konnten sie die Herausforderungen in Abhängigkeit vom jeweiligen Setting sehr umfassend darstellen. Insbesondere durch die sehr offen gehaltene Eingangsfrage konnten sehr hohe Redeanteile auf Seiten der InterviewpartnerInnen generiert und somit ein Zugang zu ihrer Erfahrungswelt gefunden werden. Aufgrund der Fülle an Daten, die aus den Interviews gewonnen werden konnten und der erreichten Datensättigung, ist davon auszugehen, dass ein angemessen großes Sample gebildet wurde, um das Feld umfassend erschließen zu können. Dennoch ist bei der Auswahl der Expertinnen und Experten zu berücksichtigen, dass diese ausschließlich aus dem persönlichen Umfeld rekrutiert wurden. Hierdurch konnte zwar ein schneller und unkomplizierter Zugang gefunden werden und die Gespräche waren von einer vertrauensvollen und offenen Atmosphäre geprägt. Es ist jedoch nicht auszuschließen, dass die InterviewpartnerInnen, gerade wegen der persönlichen Beziehung, (unbewusst) versucht haben sozial erwünschte Aussagen zu treffen. Dies ist einerseits in der Form denkbar, dass die InterviewpartnerInnen versucht haben könnten, Antworten zu geben, die die Erwartungen des Forschers erfüllen. Andererseits ist es vorstellbar, dass herausfordernde Situationen nicht thematisiert wurden, um zu vermeiden, dass die eigene fachliche Kompetenz in Frage gestellt wird und um sich den allgemeinen gesellschaftlichen Erwartungen anzupassen.

Neben diesen Faktoren, die in der jeweiligen Person der InterviewpartnerInnen begründet sind, ist deren Auswahl auch vor dem Hintergrund des konkreten Settings in dem sie tätig sind sowie den zugrunde liegenden Organisationsstrukturen, zu reflektieren. Hieraus können, insbesondere für die Herausforderungen, die aus den Verhaltensauffälligkeiten der demenziell erkrankten Bewohnerinnen und Bewohnern resultieren, relevante Konsequenzen erwachsen, die im Vorfeld nicht ausreichend Berücksichtigung gefunden haben. Die Erkenntnisse deuten hier, abweichend von den bisherigen Forschungsergebnissen, darauf hin, dass diese Herausforderungen im integrativen Setting, im Vergleich zum segregativen Bereich, als weniger bedeutsam erlebt werden. Neben den in Kapitel 7 bereits diskutierten Einflussfaktoren, kann jedoch auch die Organisationsstruktur der gesamten Einrichtung auf diese Herausforderungen einwirken. So verfügt beispielsweise die Einrichtung einer Interviewpartnerin (Int-2) neben den integrativen Wohnbereichen auch über einen gerontopsychiatrischen Wohnbereich. Es ist somit vorstellbar, dass BewohnerInnen mit besonders schwerwiegenden Verhaltensauffälligkeiten, auf diesen Wohnbereich verlegt werden, wodurch die Herausforderungen auf den integrativen Wohnbereichen in der selben Einrichtung reduziert werden. Auch spezielle Betreuungsangebote für demenziell erkrankte BewohnerInnen, die ggf. auch außerhalb des Wohnbereiches stattfinden, können einen Einflussfaktor darstellen, der nicht hinreichend berücksichtigt wurde. Demnach wäre es bei der Auswahl der InterviewpartnerInnen erforderlich gewesen, die Organisationsstrukturen der jeweiligen Einrichtungen zu berücksichtigen. Im Interviewverlauf hätten darüber hinaus die gängigen Verfahrensweisen im Umgang mit massiv verhaltensauffälligen Bewohnerinnen und Bewohnern thematisiert werden müssen. Auf diesem Weg hätte aufgedeckt werden können, ob diese BewohnerInnen ggf. im Haus verlegt oder, wenn kein segregativer Wohnbereich in der Einrichtung vorhanden ist, an andere Einrichtungen verwiesen werden.

Abschließend kann festgehalten werden, dass ethisch relevante Aspekte, wie beispielsweise das Recht auf Privatsphäre sowie das Recht auf faire Behandlung, bei der Datenerhebung und -aufbereitung umfassend berücksichtigt wurden. Auch die in Kapitel 5 vorgestellten Gütekriterien wurden eingehalten, womit der Forschungsprozess nachvollziehbar und überprüfbar geworden sein sollte. Letztlich konnten trotz der angesprochenen Limitationen, umfassende Erkenntnisse gewonnen und vorgestellt werden.

Implikationen für den weiteren Untersuchungsbedarf

Auf Grundlage durch diese Untersuchung generierten Erkenntnisse und unter Berücksichtigung der angeführten Limitationen können die folgenden Implikationen für weitere Untersuchungen abgeleitet werden:

- Zur eingehenderen Untersuchung der Herausforderungen, die aus der Arbeit mit demenziell erkrankten BewohnerInnen in einem integrativen Setting resultieren, erscheint es sinnvoll, weitere Untersuchungen in diesem Bereich durchzuführen. Hierbei sollten einerseits Einrichtungen mit ausschließlich integrativen Wohnbereichen, andererseits Einrichtungen mit integrativen und segregativen Wohnbereichen berücksichtigt werden. Hierdurch könnte die Bedeutung möglicher Überleitungen innerhalb der Einrichtung als Einflussfaktor auf die identifizierten Herausforderungen untersucht werden.

- Zudem sollte insbesondere die Wirksamkeit teilintegrativer Versorgungskonzepte eingehend erforscht werden. In diesem Rahmen könnten sich ggf. die Konflikte zwischen den kognitiv nicht eingeschränkten und den demenziell erkrankten Bewohnerinnen und Bewohnern reduzieren lassen, wodurch von einer Reduktion der Herausforderungen für die Pflegenden und von einer Steigerung der Lebensqualität der BewohnerInnen ausgegangen werden könnte. Derartige vergleichende Untersuchungen konnten bislang nicht identifiziert werden.

- Weiterhin sollte untersucht werden, wie sich Einrichtungen mit dem gleichen Versorgungskonzept unterscheiden. Die vorliegenden Erkenntnisse deuten beispielsweise darauf hin, dass auch in segregativen Settings teilweise keine homogenen Bewohnergruppen bestehen. Durch diese weiterführende Untersuchung könnte daher überprüft werden, inwieweit die propagierten Pflegekonzepte tatsächlich umgesetzt werden und letztlich mögliche Verbesserungspotenziale aufgezeigt werden.

- Schließlich sollte auch den positiven Aspekten, die die Pflegenden im Rahmen ihrer Arbeit wahrnehmen, in künftigen Untersuchungen ein noch größerer Stellenwert beigemessen werden, um ihr protektives Potenzial umfassend nutzen zu können.

Implikationen für die Praxis

Die vorliegenden Erkenntnisse sind nicht nur aus wissenschaftlicher Sicht von Belang. Sie sind darüber hinaus dazu geeignet, Handlungsempfehlungen für die Praxis abzuleiten, die die Situation der Pflegenden und in der Folge möglicherweise auch die Versorgungsqualität – und damit einhergehend die Lebensqualität der BewohnerInnen – verbessern können. Für eine Einflussnahme in der Praxis erscheinen die folgenden Handlungsempfehlungen relevant:

- Überprüfung des Verständnisses von „Segregation": Die Implementierung von segregativen Wohnbereichen bzw. Einrichtungen stellt eine Möglichkeit zur zielgruppenspezifischen Versorgung der BewohnerInnen dar. Aus diesem Grund ist es in hohem Maße bedeutsam, dass segregative Wohnbereiche von den Verantwortlichen nicht als „Auffangbecken" für verhaltensauffällige BewohnerInnen angesehen werden sollten. Vielmehr ist bei der Belegung dieser Wohnbereiche auf die Bildung einer möglichst homogenen Bewohnergruppe zu achten, sowohl bei den zugrunde liegenden Erkrankungen als auch bei den festzustellenden Symptomen. Unter Berücksichtigung der auch in Zukunft zu erwartenden weiteren Zunahme von Multimorbidität, chronischen Erkrankungen sowie frühzeitigen Krankenhausentlassungen stellt Segregation nicht nur für die Versorgung von Menschen mit Demenz einen Lösungsansatz dar. Auch in anderen Bereichen kann durch die segregative Versorgung, trotz der zunehmenden Anforderungen an die medizinisch-technische Pflegekompetenzen, eine Spezialisierung der Pflegenden und somit eine qualitativ hochwertige Pflege der BewohnerInnen ermöglicht werden.

- (Teil-)Segregation bei integrativen Wohnbereichen berücksichtigen: Die Konflikte zwischen kognitiv nicht eingeschränkten und demenziell erkrankten BewohnerInnen stellen möglicherweise eine der zentralen Herausforderungen für Pflegende im integrativen Setting dar. Auch wenn es das Ziel integrativer Wohnbereiche bzw. Einrichtungen ist, alle BewohnerInnen in die Heimgemeinschaft zu integrieren, sollten die Vorteile einer teilintegrativen (bzw. teilsegregativen) Versorgung nicht ungenutzt bleiben. Die vorübergehende und auf die Bedürfnisse der demenziell erkrankten BewohnerInnen abgestimmte, räumlich getrennte Versorgung dieser BewohnerInnen kann zur Entlastung der Pflegenden sowie der MitbewohnerInnen führen.

- Berücksichtigung der Qualifikation der Pflegenden: Eine angemessene Versorgung der demenziell erkrankten BewohnerInnen in einem segregativen Setting ist nur dann möglich, wenn die Pflegenden über ein aktuelles, auf die Besonderheiten dieser Zielgruppe abgestimmtes Fachwissen verfügen. Die Vorgesetzten sollten aus diesem Grund eine fortlaufende Fort- und Weiterbildung ermöglichen. Gleichzeitig sollten die Pflegenden selbstverständlich ihrer beruflichen Verpflichtung zur Aktualisierung ihres Wissens nachkommen und diese Angebote annehmen, um hierdurch Herausforderungen zu reduzieren und die Wahrnehmung der positiven Aspekte zu erhöhen. Neben der fachlichen Qualifikation muss jedoch auch die persönliche Eignung und Bereitschaft zur Tätigkeit auf einem segregativen Wohnbereich gegeben sein. Die Vorgesetzten sollten, trotz einer angespannten Personalsituation, diese Aspekte bei der Personalauswahl berücksichtigen und Pflegende nach Möglichkeit nur dann in einem segregativen Setting einsetzen, wenn dies auch ihrem eigenen Wunsch entspricht.

- Steigerung der gesellschaftlichen Wertschätzung: Die positive Beeinflussung des Berufsfeldes der Altenpflege in der Gesellschaft ist sicherlich eine Aufgabe, die die Einrichtungen nicht alleine bewältigen können. Dennoch erscheint es notwendig, einen Beitrag zur Steigerung der gesellschaftlichen Wertschätzung zu leisten, um die Herausforderungen für die Pflegenden in diesem Bereich zu reduzieren. Als Ansatzpunkt hierfür können unter anderem die Möglichkeiten der Öffentlichkeitsarbeit genutzt werden. So bietet beispielsweise ein „Tag der offenen Tür" die Möglichkeit, der interessierten Öffentlichkeit die Aufgaben der Pflegenden näher zu bringen.

- Angemessene Berücksichtigung der psychischen Herausforderungen: Pflegende sollten die Möglichkeit erhalten, in einem vertrauensvollen Rahmen über die psychischen Herausforderungen ihrer Arbeit sprechen zu können. Die Erkenntnisse dieser Untersuchung legen die Vermutung nahe, dass dies aktuell nicht in ausreichendem Umfang gegeben ist. Spezielle Supervisionsangebote sollten, bei entsprechender Nachfrage, als festes Regelangebot implementiert werden, um den Pflegenden „Hilfsmittel" für die Bewältigung psychischer Herausforderungen an die Hand zu geben.

Schlussbetrachtung

Es konnte verdeutlicht werden, dass die Tätigkeit in Einrichtungen der stationären Altenhilfe für Pflegende mit verschiedenartigen Herausforderungen verbunden ist. Dabei kann festgehalten werden, dass die Herausforderungen, welche aus der Arbeit mit den BewohnerInnen resultieren, in nicht unerheblichem Maße durch das umgesetzte Versorgungskonzept beeinflusst werden. Es liegen jedoch auch zahlreiche Ressourcen und positive Aspekte vor, welche bei der Bewältigung dieser Herausforderungen unterstützend wirken können. Bei einer entsprechenden Berücksichtigung und Förderung dieser Aspekte erscheint es möglich, die Arbeitszufriedenheit der Pflegenden zu verbessern. Letztlich ließe sich hierdurch auch die Erreichung eines wesentliches Ziels der unterschiedlichen Versorgungskonzepte, nämlich die Verbesserung der Lebensqualität der BewohnerInnen, nachhaltig unterstützen.

Auf Grundlage der gewonnenen Erkenntnisse konnten bereits zahlreiche Empfehlungen für die Praxis ausgesprochen werden, die zu einer besseren Bewältigung der bestehenden Herausforderungen beitragen können. Allgemein ist hierbei dem korrekten Verständnis von Segregation – und damit einhergehend der korrekten Umsetzung des Versorgungskonzeptes – eine hohe Bedeutung beizumessen. Die Umsetzung des Versorgungskonzeptes kann jedoch nur dann gelingen, wenn die Pflegenden über die notwendige persönliche und fachliche Qualifikation verfügen, um eine angemessene Pflege und Betreuung der BewohnerInnen zu ermöglichen. In der Folge ist davon auszugehen, dass dieses Ziel nur dann erreicht werden kann, wenn die Pflegenden frei über den Versorgungsschwerpunkt entscheiden können.

Darüber hinaus ist es jedoch weiterhin erforderlich, die Arbeitssituation der Pflegenden eingehend zu erforschen, um tief greifende Verbesserungen ermöglichen zu können. Letztlich muss es auch als Aufgabe der Politik sowie der Gesellschaft verstanden werden, die Pflegenden bei der Bewältigung der Herausforderungen zu unterstützen. Nur so können auch die Herausforderungen, die künftig aufgrund des demografischen Wandels zu erwarten sind, bewältigt und ein menschenwürdiges Arbeits- und Lebensumfeld für die Pflegenden bzw. die BewohnerInnen geschaffen werden.

Literaturverzeichnis

Bartholomeyczik, S./Halek, M./Sowinski, C./Besselmann, K./Dürrmann, P./Haupt, M./Kuhn, C./Müller-Hergl, C./Perrar, K. M./Riesner, C./Rüsing, D./Schwerdt, R./van der Kooij, C./Zegelin, A. (2006): Rahmenempfehlungen zum Umgang mit herausforderndem Verhalten bei Menschen mit Demenz in der stationären Altenhilfe. Berlin: Bundesministerium für Gesundheit

Bartholomeyczik, S./Holle, B. (2012): Pflegerische Versorgung. In: Hurrelmann, K./Razum, O. (Hg.): Handbuch Gesundheitswissenschaften. Weinheim/Basel: Beltz Juventa, 931-960

Behrens, J./Horbach, A./Müller, R. (2008): Forschungsstudie zur Verweildauer in Pflegeberufen in Rheinland-Pfalz (ViPb). Mainz: Ministerium für Arbeit, Soziales, Gesundheit, Familie und Frauen Rheinland-Pfalz

BGW – Berufsgenossenschaft für Gesundheitsdienst und Wohlfahrtspflege (Hg.) (2007): Aufbruch Pflege. Moderne Prävention für Altenpflegekräfte. BGW-Pflegereport 2006. Hamburg: BGW

Bispinck, R./Dribbusch, H./Öz, F./Stoll, E. (2012): Einkommens- und Arbeitsbedingungen in Pflegeberufen. Eine Analyse auf Basis der WSI-Lohnspiegel-Datenbank. Arbeitspapier 07/2012. Düsseldorf: WSI in der Hans-Böckler-Stiftung

Blass, K./Geiger, M./Kirchen-Peters, S. (2008): AIDA – Arbeitsschutz in der Altenpflege. Endbericht zur operativen Projektdurchführung. Saarbrücken: Institut für Sozialforschung und Sozialwirtschaft (iso)

BMFSFJ – Bundesministerium für Familie, Senioren, Frauen und Jugend (Hg.) (2006): Erster Bericht des Bundesministeriums für Familie, Senioren, Frauen und Jugend über die Situation der Heime und die Betreuung der Bewohnerinnen und Bewohner. Berlin: BMFSFJ

BMG – Bundesministerium für Gesundheit (Hg.) (2013): Gesundheitspolitische Information. Nr. 2/2013. Berlin: BMG

Boggild, H./Jeppesen, H. J. (2001): Intervention in shift scheduling and changes in biomarkers of heart disease in hospital wards. Scandinavian Journal of Work, Environment and Health 27, Nr. 2, 87-96

Bortz, J./Döring, N. (2006): Forschungsmethoden und Evaluation für Human- und Sozialwissenschaftler. Heidelberg: Springer Medizin

Brodaty, H./Draper, B./Low, L.-F. (2003): Nursing home staff attitudes towards residents with dementia: strain and satisfaction with work. Journal of Adcanced Nursing 44, Nr. 6, 583-590

Brüggemann, J./Brucker, U./Eben, E./Fleer, B./Gerber, H./Kurzmann, K./Ziegert, S./Lübke, N. (2009): Grundsatzstellungnahme. Pflege und Betreuung von Menschen mit Demenz in stationären Einrichtungen. Essen: Medizinischer Dienst des Spitzenverbandes Bund der Krankenkassen e.V. (MDS)

Buchanan, R.J./Choi, M./Wang, S./Ju, H./Graber, D. (2005): Nursing home residents with Alzheimer's disease in special care units compared to other residents with Alzheimer's disease. Dementia 2005, Nr. 4, 249-267

Buchmann, R./Held, C. (2013): Dissoziatives Alltagserleben: Herausforderndes und schwieriges Verhalten. In: Held, C. (Hg.): Was ist „gute" Demenzpflege? Demenz als dissoziatives Erleben – ein Praxishandbuch für Pflegende. Bern: Hans Huber, 81-90

DAK-Gesundheit (2012): DAK-Gesundheitsreport 2012. Online im Internet: http://www.presse.dak.de/ps.nsf/Show/6E88C38D87E76D22C125799D00478C87/$File/ 120214_DAK_Gesundheitsreport_2012_10.2.12_DAK.pdf (2013-05-11)

de Rooij, A. H. P. M./Luijkx, K. G./Schaafsma, J./Declercq, A. G./Emmerink, P. M. J./Schols, J. M. G. A. (2012): Quality of life of residents with dementia in traditional versus small-scale long-term care settings: A quasi-experimental study. International Journal of Nursing Studies, Nr. 49, 931-940

Flick, U. (2011): Qualitative Sozialforschung. Eine Einführung. Reinbek bei Hamburg: Rowohlt Taschenbuch

Garms-Homolová, V. (2011): Pflege im Alter. In: Schaeffer, D./Wingenfeld, K. (Hg.): Hand-buch Pflegewissenschaft. Weinheim/München: Juventa, 405-428

Gelsema, T. I./von der Doef, M./Maes, S./Akerboom, S./Verhoeven, C. (2005): Job Stress in the Nursing Profession: The influence of Organizational and Environmental Conditions and Job Characteristics. International Journal of Stress Management 12, Nr. 3, 222-240

Grande, M. (2003): Special Care Units: History, Regulation and Criticism. Marquette Elder's Adcisor 4, Nr. 3, Article 6, 40-49

Halek, M./Bartholomeyczik, S. (2006): Verstehen und Handeln. Forschungsergebnisse zur Pflege von Menschen mit Demenz und herausforderndem Verhalten. Hannover: Schlütersche

Heinemann-Knoch, M./Korte, E./Schönberger, C./Schwarz, B. (1998): Möglichkeiten und Grenzen selbständigen Lebens und Arbeitens in stationären Einrichtungen. Belastungskonfigurationen und Empfehlungen zur Weiterbildung der Hilfen. Stuttgart: W. Kohlhammer

Helfferich, C. (2011): Die Qualität qualitativer Daten. Manual für die Durchführung qualitativer Interviews. Wiesbaden: VS Verlag für Sozialwissenschaften

Hermanns, H. (1992): Die Auswertung narrativer Interviews. Ein Beispiel für qualitative Verfahren. In: Hoffmeyer-Zlotnik, J. H. P. (Hg.): Analyse verbaler Daten: Über den Umgang mit qualitativen Daten. Opladen: Westdeutscher Verlag, 110-141

Hoffmann, E./Menning, S./Schelhase, T. (2009): Demografische Perspektiven zum Altern und zum Alter. In: Böhm, K./Tesch-Römer, C./Ziese, T. (Hg.): Beiträge zur Gesundheitsberichterstattung des Bundes. Gesundheit und Krankheit im Alter. Berlin: Robert Koch-Institut, 21-30

Holtgrewe, U. (2009): Narratives Interview. In: Kühl, S./Strodtholz, P./Taffertshofer, A. (Hg.): Handbuch Methoden der Organisationsforschung. Quantitative und Qualitative Methoden. Wiesbaden: VS Verlag für Sozialwissenschaften, 57-77

Jennings, B. M. (2008): Work Stress and Burnout Among Nurses: Role of Work Environment and Working Conditions. In: Hughes, R. G. (Hg.): Patient Safety and Quality: An Evidence-Based Handbook for Nurses. Rockville: Agency for Healthcare Research and Quality, Section IV, Chapter 26

Kleina, T./Brause, M./Horn, A./Wingenfeld, K./Schaeffer, D. (2012): Qualität und Gesundheit in der stationären Altenhilfe – Eine empirische Bestandsaufnahme. Bielefeld: Institut für Pflegewissenschaft an der Universität Bielefeld (IPW)

Kluska, K. M./Laschinger, H. K. S./Kerr, M. S. (2004): Staff Nurse Empowerment and Effort-Reward Imbalance. Nursing Leadership 17, Nr. 1/2004, 112-128

Kuhlmey, A./Blüher, S. (2011): Demografische Entwicklung in Deutschland – Konsequenzen für Pflegebedürftigkeit und pflegerische Versorgung. In: Schaeffer, D./Wingenfeld, K. (Hg.): Handbuch Pflegewissenschaft. Weinheim/München: Juventa, 185-198

Kuhlmey, A. (2011a): Erfolgsfaktoren in der stationären Pflege von Menschen mit Demenz. In: Leuchtturmprojekt Demenz. Berlin: Bundesministerium für Gesundheit, 46-67

Kreutzner, G. (2011): Gute Pflege braucht zufriedene Pflegende. Das Projekt DemOS. Dr. med. Mabus 191, 3/2011, 38-41

Kruse, A./Kröhn, R./Langerhans, G./Schneider, C. (1992): Konflikt- und Belastungs-situationen in stationären Einrichtungen der Altenhilfe und Möglichkeiten ihrer Bewältigung. Stuttgart/Berlin/Köln: Kohlhammer

Kruse, A./Schmitt, E. (1999): Konfliktsituationen in Alten- und Altenpflegeheimen. In: Zimber, A./Weyerer, S. (Hg.): Arbeitsbelastung in der Altenpflege. Göttingen: Verlag für Angewandte Psychologie,155-169

Küsgens, I. (2005): Krankheitsbedingte Fehlzeiten in Altenpflegeberufen – Eine Untersuchung der in Altenpflegeeinrichtungen tätigen AOK-Versicherten, 2003. In: Badura, B./Schellschmidt, H./Vetter, C. (Hg.): Fehlzeiten-Report 2004. Zahlen, Daten, Analysen aus allen Bereichen der Wirtschaft. Gesundheitsmanagement in Krankenhäusern und Pflegeeinrichtungen. Berlin/Heidelberg/New York: Springer, 203-220

Lai, C. K. Y./Yeung, J. H. M./Mok, V./Chi, I. (2012): Special care units for dementia individuals with behavioural problems. Review. Cochrane Database of Systematic Reviews 2009, Nr. 4

Liebold, R./Trinczek, R. (2009): Experteninterview. In: Kühl, S./Strodtholz, P./Taffertshofer, A. (Hg.): Handbuch Methoden der Organisationsforschung. Quantitative und Qualitative Methoden. Wiesbaden: VS Verlag für Sozialwissenschaften, 32-56

Lima, S. S./Meier, G./Held, C. (2013): Was bedeutet „gute" Demenzpflege? In: Held, C. (Hg.): Was ist „gute" Demenzpflege? Demenz als dissoziatives Erleben – ein Praxishandbuch für Pflegende. Bern: Hans Huber, 15-22

Lohmann-Haislah, A. (2012): Stressreport Deutschland 2012. Psychische Anforderungen, Ressourcen und Befinden. Dortmund/Berlin/Dresden: Bundesanstalt für Arbeitsschutz und Arbeitsmedizin

Mark, G./Smith, A. P. (2012): Occupational stress, job characteristics, coping and the mental health of nurses. British Journal of Health Psychology 17, Nr. 3, 505-521

Mayer, H./Brandenburg, H./Panfil, E.-M. (2007): Gütekriterien von Datenerhebungsmethoden. In: Brandenburg, H./Panfil, E.-M./Mayer, H. (Hg.): Pflegewissenschaft 2. Lehr- und Arbeitsbuch zur Einführung in die Pflegeforschung, 105-118

Meuser, M./Nagel, U. (2005): ExpertInneninterviews – vielfach erprobt, wenig bedacht. Ein Beitrag zur qualitativen Methodendiskussion. In: Bogner, A./Littig, B./Menz, W. (Hg.): Das Experteninterview. Theorie, Methode, Anwendungen. Wiesbaden: VS Verlag für Sozialwissenschaften, 71-94

Müller-Mundt, G. (2002): Experteninterviews oder die Kunst der Entlockung „funktionaler Erzählungen". In: Schaeffer, D./Müller-Mundt, G. (Hg.): Qualitative Gesundheits- und Pflegeforschung. Bern/Göttingen/Toronto/Seattle: Hans Huber, 269-284

Oppikofer, S./Lienhard, A./Nussbaumer, R. (2009): Demenzpflege-Evaluation. Bewohnerinnen und Bewohner mit Demenz im Pflegeheim. Darstellung und Vergleich spezialisierter versus integrierter Betreuungsformen. Zürich: Universität Zürich, Zentrum für Gerontologie

Ostwald, D./Ehrhard, T./Bruntsch, F./Schmidt, H./Friedl, C. (2010): Fachkräftemangel. Stationärer und ambulanter Bereich bis zum Jahr 2030. Frankfurt: Pricewaterhouse-Coopers AG

Peter, R. (2002): Berufliche Gratifikationskrisen und Gesundheit. Psychotherapeut 47, Nr. 6, 386-398

Pfaff, H. (2013): Pflegestatistik 2011. Pflege im Rahmen der Pflegeversicherung. Deutschlandergebnisse. Wiesbaden: Statistisches Bundesamt

Polit, D. F./Beck, C. T./Hungler, B. P. (2004): Lehrbuch Pflegeforschung. Methodik, Beurteilung und Anwendung. Bern/Göttingen/Toronto/Seattle: Hans Huber

Przyborski, A./Wohlrab-Sahr, M. (2010): Qualitative Sozialforschung. Ein Arbeitsbuch. München: Oldenbourg Wissenschaftsverlag GmbH

Radzey, B./Heeg, S. (2001): Demenzkranke in der stationären Versorgung: Versorgungskonzepte und „offene" Forschungsfragen. In: BMFSFJ – Bundesministerium für Familie, Senioren, Frauen und Jugend (Hg.): Qualität in der stationären Versorgung Demenzkranker. Dokumentation eines Workshops. Stuttgart/Berlin/Köln: Kohlhammer, 19-40

Rasmussen, H./Hellzen, O. (2013): The meaning of long-term caregiving for patients with frontal lobe dementia. International Journal of Qualitative Studies on Health and Wellbeing 2013, Nr. 8, 1-10

Reggetin, H./Dettbar-Reggetin, J. (2006): Demenzkranke in Wohngruppen betreuen und fördern. Ein Praxisleitfaden. Stuttgart: W. Kohlhammer

Reimer, M.A./Slaughter, S./Donaldson, C./Currie, G./Eliasziw, M. (2004): Special Care Fycility Compared with Traditional Environments for Dementia Care: A Longitudinal Study of Quality of Life. Journal of American Geriatric Society 52, 1085-1092

Rothgang, H./Müller, R./Unger, R. (2012): Themenreport „Pflege 2030". Was ist zu erwarten – was ist zu tun? Gütersloh: Bertelsmann Stiftung

Rüsing, D./Herder, K./Müller-Hergl, C./Riesner, C. (2008): Der Umgang mit Menschen mit Demenz in der (teil)stationären, ambulanten und Akutversorgung. Problematische Situationen, Wissensbedarfe und Selbsteinschätzungen. Eine deskriptive Studie. Pflege und Gesellschaft 13, Nr. 4/2008, 306-321

Saß, A.-C./Wurm, S./Ziese, T. (2009): Somatische und psychische Gesundheit. In: Böhm, K./Tesch-Römer, C./Ziese, T. (Hg.): Beiträge zur Gesundheitsberichterstattung des Bundes. Gesundheit und Krankheit im Alter. Berlin: Robert Koch-Institut, 31-61

Schaeffer, D./Wingenfeld, K. (2008): Qualität der Versorgung Demenzkranker: Strukturelle Probleme und Herausforderungen. Pflege und Gesellschaft 13, Nr. 4/2008, 293-305

Schäufele, M./Köhler, L./Lode, S./Weyerer, S. (2007): Menschen mit Demenz in stationären Pflegeeinrichtungen: aktuelle Lebens- und Versorgungssituation. In: Schneekloth, U./Wahl, H. W. (Hg.): Möglichkeiten und Grenzen selbständiger Lebensführung in stationären Einrichtungen (MuG IV) – Demenz, Angehörige und Freiwillige, Versorgungssituation sowie Beispielen [sic] für „Good Practice". Integrierter Abschlussbericht. Berlin BMFSFJ, 169-232

Schmidt, C. (1997): „Am Material": Auswertungstechniken für Leitfadeninterviews. In: Friebertshäuser, B./Prengel, A. (Hg.): Handbuch Qualitative Forschungsmethoden in der Erziehungswissenschaft. Weinheim/München: Juventa, 544-568

Schmidt, C. (2009): Analyse von Leitfadeninterviews. In: Flick, U./von Kardorff, E./Steinke, I. (Hg.): Qualitative Forschung. Ein Handbuch. Reinbek bei Hamburg: Rowohlt, 447-456

Simon, M./Tackenberg, P./Hasselhorn, H.-M./Kümmerling, A./Büscher, A./Müller, B. H. (2005): Auswertung der ersten Befragung der NEXT-Studie in Deutschland. Wuppertal: Universität Wuppertal

Simsa, R./Schober, C./Schober, D. (2004): Belastete AltenpflegerInnen. Zur Notwendigkeit verbesserter Rahmenbedingungen für eine langfristige Qualitätssicherung der Altenpflege. SWS-Rundschau 44, Nr. 4/2004, 497-509

Steinke, I. (2009): Gütekriterien qualitativer Forschung. In: Flick, U./von Kardorff, E./Steinke, I. (Hg.): Qualitative Forschung. Ein Handbuch. Reinbek bei Hamburg: Rowohlt, 319-331

Stigler, H./Felbinger, G. (2005): Der Interviewleitfaden im qualitativen Interview. In: Stigler, H./Reicher, H. (Hg.): Praxisbuch Empirische Sozialforschung in den Erziehungs- und Bildungswissenschaften. Innsbruck/Wien/Bozen: StudienVerlag, 129-134

Strauss, A. L./Corbin, J. M. (1996): Grounded Theory. Grundlagen Qualitativer Sozialforschung. Weinheim: Beltz Psychologie Verlags Union

Sütterlin, S./Hoßmann, I./Klingholz, R. (2011): Demenz-Report. Wie sich die Regionen in Deutschland, Österreich und der Schweiz auf die Alterung der Gesellschaft vorbereiten können. Berlin: Berlin-Institut für Bevölkerung und Entwicklung

U.S. Congress – Office of Technology Assessment (OTA) (1992): Special Care Units for People with Alzheimer's and Other Dementias: consumer education, research, regulatory, and reimbursement issues. OTA-H-543. Washington, DC: U.S. Government Printing Office

Wahl, H. W./Schneekloth, U. (2007): Der Hintergrund: Forschungen zur Lebensführung in stationären Einrichtungen. In: In: Schneekloth, U./Wahl, H. W. (Hg.): Möglichkeiten und Grenzen selbständiger Lebensführung in stationären Einrichtungen (MuG IV) – Demenz, Angehörige und Freiwillige, Versorgungssituation sowie Beispielen [sic] für „Good Practice". Integrierter Abschlussbericht. Berlin BMFSFJ, 23-52

Westermayer, G./Brand, D. (2012): Länderübergreifender Gesundheitsbericht für Berlin und Brandenburg. 2009 – 2011. Berlin: TSB Innovationsagentur Berlin GmbH

Weyerer, S. (2005): Altersdemenz. Gesundheitsberichterstattung des Bundes. Heft 28. Berlin: Robert Koch-Institut.

Weyerer, S./Schäufele, M./Hönig, T. (2001): Demenzkranke in der stationären Versorgung: Aktuelle Situation. In: BMFSFJ – Bundesministerium für Familie, Senioren, Frauen und Jugend (Hg.): Qualität in der stationären Versorgung Demenzkranker. Dokumentation eines Workshops. Stuttgart/Berlin/Köln: Kohlhammer, 9-18

Weyerer, S./Schäufele, M./Hendlmeier, I./Kofahl, C./Sattel, H./Jantzen, B./Schumacher, B. (2004): Evaluation der Besonderen Stationären Dementenbetreuung in Hamburg. Internetversion. Online im Internet: http://www.uke.de/institute/medizinsoziologie/downloads/Internetbericht.pdf (2013-03-30)

Weyerer, S./Schäufele, M./Hendlmeier, I./Kofahl, C./Sattel, H. (2006): Demenzkranke Menschen in Pflegeeinrichtungen. Besondere und traditionelle Versorgung im Vergleich. Stuttgart: W. Kohlhammer

Zimber, A. (1999): Arbeitsbelastung und Beanspruchung in der Altenpflege. Forschungsstand in der Bundesrepublik Deutschland. In: Zimber, A./Weyerer, S. (Hg.): Arbeitsbelastung in der Altenpflege. Göttingen: Verlag für Angewandte Psychologie, 170-184

Zimber, A./Albrecht, A./Weyerer, S. (1999): Arbeitsbedingungen und Arbeitsbelastungen in der stationären Altenpflege: Auswirkungen der Pflegeversicherung. In: Zimber, A./Weyerer, S. (Hg.): Arbeitsbelastung in der Altenpflege. Göttingen: Verlag für Angewandte Psychologie, 185-199

Zimber, A./Barthelme, G./Ihsen, M./Polak, U. (2000): Die Situation der Pflegeberufe in Deutschland. Gutachten zur Arbeits- und Gesundheitssituation der Pflegekräfte in ambulanten Pflegediensten und Einrichtungen der stationären Altenhilfe. Hamburg: BGW

Zimmermann, S./Williams, C. S./Reed, P. S./Boustani, M./Preisser, J. S./Heck, E. Sloane, P. D. (2005): Attitudes, Stress and Satisfaction of Staff Who Care for Residents With Dementia. The Gerontologist 45, Special Issue No. 1, 96-105

Anhang

Anhang 1:   Interviewleitfaden

Phase / Thema	Frage	Weitere Fragen / Anmerkungen
Vor dem Interview	- Vorstellung Interviewer; Datenschutz und Anonymität zusichern; Erlaubnis zur Tonbandaufnahme; kurze Erläuterung zum geplanten Interviewablauf.	
Eröffnung mit erzählungs-generierender Frage	- Ich interessiere mich für die Herausforderungen und Belastungen, die Sie im Rahmen Ihrer täglichen Arbeit erleben. Denken Sie einmal an einen ganz normalen Arbeitstag und erzählen Sie mir welche Herausforderungen und Belastungen Sie im Verlauf des Tages bewältigen müssen. Nehmen Sie sich dafür so viel Zeit wie Sie möchten. Ich werde Sie auch nicht unterbrechen, sondern mir ein paar Notizen mit Fragen machen, auf die ich dann später noch einmal zurück kommen werde.	
Nachfragephase I mit immanenten Nachfragen	- Immanente Nachfragen anhand der Notizen, die sich auf die Besonderheiten oder Lücken in den Erzählungen der Eröffnungsphase beziehen. (Schwerpunkt hierbei u.a.: Erleben von Herausforderungen und Belastungen, Auswirkungen und Folgen dieses Erlebens, Art und Intensität der Herausforderungen und Belastungen.)	
Nachfragephase II mit exmanenten Nachfragen	- Sie haben bereits sehr viele unterschiedliche Herausforderungen und Belastungen beschrieben. Ich interessiere mich nun noch etwas genauer für die Herausforderungen und Belastungen, die aus der direkten Pflege resultieren, das heißt alle die Herausforderungen und Belastungen, die aus der direkten Arbeit mit den Bewohnern entstehen. Welche Herausforderungen und Belastungen erleben Sie hierbei im Verlauf eines normalen Arbeitstages?	- Nachfrage, falls keine Herausforderungen/Belastungen aus der direkten Pflege in der Erzählphase nicht angesprochen wurden. - **Falls nur körperliche Belastungen genannt werden:** Denken Sie bitte auch an psychische oder emotionale Herausforderungen und Belastungen.
	- Welche Situationen empfinden Sie hierbei als besonders belastend?	- Warum? Was belastet Sie hieran besonders?
	- Auf Ihrem Wohnbereich leben ausschließlich Menschen mit Demenz. Entstehen für Sie hieraus besondere Herausforderungen und Belastungen? **ODER** - Auf Ihrem Wohnbereich leben sowohl Menschen mit als auch ohne Demenz. Entstehen für Sie hieraus besondere Herausforderungen und Belastungen?	- **Wenn ja, welche? =>** Hier ebenfalls wenn nötig den psychischen und emotionalen Bereich hinterfragen.
	- Und welche Situationen empfinden Sie hierbei als besonders belastend?	- Warum? Was belastet Sie hieran besonders?
	- Haben Sie das Gefühl, dass Sie etwas an diesen Situationen ändern können?	- **Wenn ja, wie? Wenn nein, warum?**

	- Wenn Sie noch einmal an die von Ihnen beschriebenen Herausforderungen und Belastungen denken:
	   o Was machen diese Herausforderungen und Belastungen mit Ihnen?
	   o Wie geht es Ihnen dabei?
	   o Wie wirken sich diese ganzen Herausforderungen und Belastungen Ihrer Ansicht nach auf Ihre Gesundheit aus?	

	- Nun ging es die ganze Zeit um Herausforderungen und Belastungen. Abschließend interessiert mich aber auch noch, welche positiven Aspekte Sie in Ihrer Arbeit erleben.
	   o Was entschädigt Sie für die Herausforderungen und Belastungen?
	   o Was gibt Ihnen an einem normalen Arbeitstag sonst noch Kraft und Unterstützung?
	   o Und wie wirken sich diese positiven Aspekte Ihrer Ansicht nach auf Ihre Gesundheit aus?
		- **Wenn nur körperliche Gesundheit:** Denken Sie bitte auch Ihre psychische / emotionale Gesundheit.
		 - **Nachfrage, falls keine Aspekte aus der direkten Pflege genannt werden:** Denken Sie hierbei bitte auch wieder an die direkte Pflege / die Bewohner. Beschreiben Sie bitte eine typische Situation.
		 - Nachfrage, wenn Herausforderungen und Belastungen negativen Einfluss auf Gesundheit haben.

Phase / Thema	Frage	Weitere Fragen / Anmerkungen
Abschluss	- Ich bin jetzt mit meinen Fragen so weit fertig. Ist Ihnen zwischenzeitlich noch irgendetwas eingefallen, dass Sie noch erzählen möchten?	- **Wenn ja**, nochmals erzählen lassen und ggf. erneut immanenten Nachfragen anhand von Notizen stellen.
	- Haben Sie das Gefühl, es gibt weitere wichtige Aspekte zu dem Thema, die wir noch nicht angesprochen haben?	- **Wenn ja**, welche?

	- Zum Abschluss würde ich gerne noch einige persönliche Daten von Ihnen und zu Ihrem Arbeitsplatz erheben.
	  o Alter?
	  o Berufsabschluss?
	  o Dauer der Berufstätigkeit in der Pflege und auf dem Wohnbereich?
	  o Stellenumfang?
	  o Abgeschlossene Weiterbildungen?
	  o Anzahl Bewohner auf dem Wohnbereich
	  o Anzahl Menschen mit Demenz / ohne Demenz
		- Fragen zur Person
		
		- Fragen zum Arbeitsplatz